Médecine partagée

Ou le monopole fracturé

Éthique et pratique médicale
fondée par Richard Moreau
Collection dirigée par Roger Teyssou

La collection « Éthique et pratique médicale » est une tribune qui permet à tous les acteurs du monde de la santé, professionnels, enseignants, administrateurs, économistes et patients d'exposer leurs opinions, de décrire leur expérience et de proposer des solutions aux problèmes posés par une profession en pleine mutation, et ce en toute indépendance et en conformité avec la déontologie et les bonnes pratiques médicales.

Dernières parutions

David LERICHE, *Equilibre et motricité chez les personnes âgées, la liaison œil-pied*, 2020
Bernard JURTH, *Vivre mieux à tout âge grâce à l'ostéopathie, Suivi de Journal d'un voyage aux sources de l'ostéopathie*, 2020.
Claire GRAND, *Les maladies expliquées aux enfants. Microbes et compagnie,* 2020.
Khadija Chahraoui & Antoine Bioy, *Corps et Traumatismes Théories et sens de la maladie*, 2018
Jean-Yves DE LA CAFFINIERE, *La prise de décision médicale, Un art ou une science ?*, *Essai*, 2019.
Élodie PETITJEAN et Olivier PETITJEAN (dir.), *Histoire de la relation médecin-malade. Analyse autour des concepts d'information, de consentement et d'autonomie du patient*, 2018.
Philippe LIVERNEAUX, *Live Surgery. Alerte sur une pratique médicale dangereuse*, 2018.
Dr Jean-Marc ISRAËL, *L'information du patient en médecine nucléaire. Dire et comprendre*, 2018.
Gilles Damas FROISSART, *Voyage à travers la psychiatrie stéphanoise 1975 – 2015, De l'envie de changer le monde à l'imagerie cérébrale,* 2018.
Tanguy KERVRAN, *Féminin Pluriel, Mémoires d'un gynécologue accoucheur*, 2018.
Julia BONNEMAISON, *Chirurgie de l'obésité et diététique, Une spécialiste répond à vos questions,* 2017.

Jacques MORNAT

Médecine partagée

Ou le monopole fracturé

Vers de nouveaux modes de l'exercice médical

L'Harmattan

DU MÊME AUTEUR

Ostéopathes et ostéopathies. Ambigüités juridiques et scientifiques ; difficultés organisationnelles. *Médecine et droit.* Novembre-décembre 2008 — pages 184-188.

Les praticiens hospitaliers plein temps et le cumul d'activité. Le rôle de l'ordre des médecins. *Médecine et droit.* Septembre-octobre 2016 — pages 109-116. En collaboration avec Céline Mornat.

Mémento d'exercice médical : de l'empathie à la maltraitance. Responsabilité et conflits. *LEH éditions.* Novembre 2017.

Argent et médecine. *L'Harmattan.* Mai 2019

5-7, rue de l'École-Polytechnique – 75005 Paris

www.editions-harmattan.fr

ISBN : 978-2-343-21133-6

EAN : 9782343211336

A Josiane la compagne de ma vie.

INTRODUCTION.

Rien ne va plus comme avant. Et alors ?

En cinquante ans la médecine et le monde médical se sont transformés radicalement à l'aune du progrès technique, de la société, et, l'informatique aidant, cela ne fait que commencer. Peu parmi les professions réglementées de notre pays suscitent autant de passions que la médecine et l'accès aux soins.

Le temps n'est plus où l'OMS faisait du système de santé français le meilleur au monde en l'an 2000. L'accès aux soins s'est profondément détérioré dans notre pays.

Les ***déserts médicaux*** ont fleuri un peu partout sur le territoire de la métropole comme en ultramarin. Particulièrement préoccupants, pour ce qui concerne la médecine générale, le médecin traitant étant le vecteur essentiel du parcours de soin, mais la plupart des autres spécialités sont aussi affectées, soignantes, telles l'ophtalmologie et la psychiatrie, mais tout aussi bien non soignantes, telles que la médecine scolaire ou du travail. Un tel déficit n'est pas étranger à de croissants renoncements aux soins et suscite aussi chez certains des dépassements d'honoraires par simple effet d'aubaine.

Le problème lancinant des **services d'urgence des hôpitaux** débordés a mis en grève (sans arrêt des soins, réquisition oblige) les personnels et les médecins urgentistes qui s'estiment gravement en sous-effectifs. La spécialisation d'urgentiste n'a pas résolu le problème et les démissions et dépressions s'accroissent.

Plus personne ne se risquerait à soutenir qu'il y a suffisamment de médecins en France même si l'on reconnait qu'une meilleure organisation de l'offre de soins doit être améliorée. Bien au contraire, tous les corps constitués affirment qu'on manque de médecins et s'émeuvent que l'accès aux soins soit aussi défaillant.

Les médecins et professionnels de santé sont pourtant plus nombreux que jamais, mais l'adéquation ne se fait pas, on le constate tous les jours, car les besoins se sont accrus bien plus encore, la féminisation, largement majoritaire chez les infirmières et les aides-soignantes, l'est devenue désormais dans le corps médical. Et n'a pas été prise en compte en tant que telle quand il l'aurait fallu.

Le monde médical comme tous ceux qui l'entourent ne veut plus consacrer sa vie à la gagner et aspire à plus de temps non professionnel dans sa vie. La vie professionnelle n'est pas un long fleuve tranquille. Surtout en une génération on a vu disparaître progressivement un maillage territorial déjà fragile en même temps que l'obligation des gardes s'est transformée en volontariat qui de toute façon ne pourrait plus fonctionner faute de combattants sur de nombreux territoires.

Les étudiants en médecine méritent aussi une attention particulière, car c'est une population précieuse, mais pourtant fragile.

Et puis le médecin généraliste que tout le monde encense ne se reconnait plus guère dans ce que la société veut faire de lui : gardien des dossiers médicaux, douanier du premier recours avec des contraintes administratives de plus en plus lourdes et des honoraires parmi les plus bas au sein de l'UE alors que frais, charges et fiscalité sont croissants. L'attrait du salariat dominant s'explique en grande partie.

Les populations aussi ont changé depuis 20 ans et plus encore depuis 1968. Les patients tout d'abord, clients ou usagers, selon qu'ils consultent un médecin libéral ou hospitalier, sont beaucoup plus nombreux, plus âgés et plus demandeurs de soins. En même temps plus informés de leur santé voulant participer à ce qui les concerne au premier chef autant qu'il est possible. Enfin, dans le siècle de la consommation à tout va, jusqu'ici le nôtre, ils sont aussi consommateurs de santé et donc aussi de médecine… et tout de suite.

Qui plus est, les pathologies s'additionnent avec l'âge rendant l'exercice difficile ; les prises en charge des très âgés où qu'ils soient notamment hors des activités diurnes ; et puis le travail, la circulation, les sports, sources d'urgences petites ou grandes se déversent dans les services avec d'autant plus de raisons que chacun sait que le lendemain il aura de toute façon du mal à être vu par son médecin, s'il en a un, toujours débordé, ce qui est vrai. Alors, pourquoi attendre ? Et puis on ne paie pas comptant voire pas du tout. Et enfin s'il y a quelque chose à faire ce sera fait d'une seule traite. Puisqu'on y a droit.

Les engagements de l'État ne sont décidément pas remplis pour ce qui est de la santé définie selon l'OMS : … *état de bien-être total physique, social et mental de la personne. Ce n'est pas la simple absence de maladie ou d'infirmité.* Cette définition est extensible à tous les moments de la vie depuis la conception jusqu'à la fin de vie. Il semble que cet état de bien être soit bien souvent absent.

La loi déjà ancienne du 4 mars 2002 disposait en son article 3 ... *le droit fondamental à la protection de la santé doit être mis en œuvre par tous moyens disponibles au bénéfice de toute personne...* (Les professionnels doivent) *...développer la prévention,* ***garantir l'égal accès de chaque personne, aux soins nécessités par son état de santé et assurer la continuité des soins*** *et la meilleure sécurité sanitaire possible.*

C'est dans cette ambiance difficile que survient la récente loi de santé 2019-774 du 24/07/2019 qui engage une **RÉFORME PROFONDE DU SYSTÈME DE SANTÉ**.

La loi de santé 2019, comme les précédentes, tente de faire face à une situation qui continue à se dégrader. Mais un certain nombre de réformes structurelles veulent modifier à la fois l'accès aux études de médecine et les conditions des exercices médicaux.

Une ère nouvelle concerne **l'accès des étudiants aux études de santé,** réforme universitaire dont les effets sont à long terme soit à l'échéance de 10 ans minimum. On a franchi le Rubicon en décidant la suppression du **numerus clausus** décrié par tous et la réforme de la PACES. Bienvenue dans ses principes, on souhaite qu'elle ne soit pas trop complexe pour les futurs intéressés lycéens d'aujourd'hui. On note que par ailleurs le numerus clausus pour 2019-2020 est en légère hausse passant de 8205 à 9314 pour la médecine juste avant sa disparition.

La loi veut étendre à d'autres professionnels de santé dans certaines conditions certes limitées une des **prérogatives du monopole de l'exercice médical.** C'est une réforme de structure d'effet immédiat, mais déjà pressenti dans la société actuelle. Est-ce un retour des ***officiers de santé ?***

, elle veut promouvoir par l'informatique, l'utilisation des données de santé, **la télémédecine et les télésoins** dont on voit les difficultés éthiques et techniques de même pour les progrès technologiques de certaines thérapeutiques ou produits de santé qui vont encore rapprocher les techniciens de la démarche médicale. Mais jusqu'où. ?

La médecine outil de la santé ne va-t-elle pas devenir plus encore la proie des juristes, juges et avocats ?

On s'appesantira successivement sur ces questions soulevées par la loi de santé 2019.

CHAPITRE I

Du Soin - des Soignants - des Docteurs.

LE SOIN ET LES SOIGNANTS de l'automédication au médecin.

Qui peut soigner : Le droit et la possibilité de soigner évoluent avec la société.

Soigner c'est procurer le ou les moyens par lesquels on s'efforce de conserver ou rendre la santé à quelqu'un, soi-même ou les siens. Selon la définition de l'OMS, on note que la notion de bien-être entre aussi dans le cadre de la santé [**1**]. Chaque personne peut ainsi prendre en charge le ou les soins qui lui paraissent nécessaires ou simplement utiles, et qui peuvent être très divers.

Soins habituels d'hygiène et de nutrition, discipline ou qualité de vie aux frontières de la prévention, pratique d'activités physiques ou sportives hors compétition. Toutes activités de par leurs diversités difficiles à apprécier, car même si recommandées par les campagnes de prévention ou même prescrites, elles ne relèvent pas habituellement de l'assurance maladie.

Prises de substances pour pallier ou prévenir des faiblesses alléguées ou ressenties : nutriments, alicaments, vitamines… sans pour autant verser dans les produits dopants interdits, dangereux ou réprimés.

Se soigner : **l'automédication** au sens large inclut les médicaments, mais aussi les dispositifs médicaux et les compléments alimentaires. C'est un phénomène en croissance, année après année, et qui n'est pas sans poser aujourd'hui à la fois un problème de santé publique en même temps qu'économique.

Automédication strictu senso : c'est la prise de médicaments sans prescription médicale. Il s'agit de médicaments disposant d'une AMM *(autorisation de mise sur* *le marché*) et donc réputés actifs et non toxiques dans les limites de l'observance de l'AMM et qui sont de prescription médicale facultative (PMF), c'est-à-dire accessibles sans ordonnance.**[2]**

Les dispositifs médicaux : c'est-à-dire tout instrument, appareil, équipement, matière, produit destiné à être utilisé chez l'homme à des fins médicales à l'exception des produits implantables ou d'origine humaine (art L 5211-3 CSP) y compris les dispositifs médicaux de diagnostic in vitro s'ils peuvent être délivrés sans prescription médicale.

Les compléments alimentaires : Selon le décret du 20/3/2006, il s'agit de denrées alimentaires dont le but est de compléter le régime alimentaire normal et qui constituent une source concentrée de nutriments ou d'autres substances ayant un effet nutritionnel ou physiologique seules ou combinées. Ils sont commercialisés sous forme de doses. Ils sont justifiés dans certains états tels que grossesse, cachexie, dénutrition...Certains sont susceptibles d'être prescrits, mais tous sont aussi accessibles par les clients et nombre d'entre eux n'ont aucune intention thérapeutique, mais plutôt de prévention et simplement de vie plus saine. Les cosmétiques peuvent y être assimilés.

L'AUTOMÉDICATION : un problème de santé publique et un budget non négligeable.

Problème de santé publique. L'automédication se développe dans toute l'Europe bien qu'à un moindre degré aussi en France. Plus de 4 000 médicaments y sont accessibles sans prescription médicale et 80 % des Français y ont recours. La consommation française de médicaments est élevée : 34,4 milliards d'euros en 2010, Chaque Français a dépensé ainsi 29 % de plus pour ses médicaments que la moyenne des pays de l'OCDE, et jusqu'au double des dépenses danoises. En revanche, la consommation de médicaments sans ordonnance apparaît peu développée en France, puisqu'ils ne représentent que 6,4 % des dépenses de médicaments en pharmacie d'officine soit 1,65 milliard d'euros en médicaments non remboursables. (Selon *Automédication — mars 2012. Que choisir).* La consommation française de médicaments est donc forte, mais peu tournée vers l'automédication ; pourtant celle-ci qui est en croissance n'est pas pour autant négligeable.

Plusieurs raisons pour l'expliquer :

– L'éducation sanitaire et thérapeutique se développe dans une population de plus en plus informée et éduquée souhaitant se prendre en charge.

– Les difficultés croissantes pour consulter un médecin de premier recours dans un délai raisonnable.

– Le déremboursement d'un certain nombre de médicaments dits « de confort » et devenus accessibles sans prescription médicale voire sans l'avis du pharmacien.

– Les efforts publicitaires des firmes pharmaceutiques pour vanter ces produits tout autant que les firmes de cosmétiques qui sont souvent les mêmes.

C'est un problème diversement apprécié :

– L'Ordre des médecins dès 2009 avait reconnu l'émergence de l'automédication insistant sur l'attention que devaient apporter les praticiens à la recherche de l'automédication devant des symptômes inadéquats et leurs dangers d'interférence ainsi que les risques de surdosage et d'accoutumance. **[3]**

– Pour les pharmaciens, l'avis est favorable, mais nuancé **[4].** Les médicaments sans ordonnance sont efficaces pour guérir certains troubles mineurs, tels que les maux de tête, le rhume, la fièvre, etc. Avec leur faible toxicité, ces types de produits ne présentent généralement pas de danger. Mais les risques ne sont pas nuls, car ils dépendent de l'état de santé de chaque personne.

– Les associations de consommateurs : Sont plus critiques **[5].** À travers une étude publiée en novembre 2017, testant 62 produits parmi les plus utilisés, le magazine *60 millions de consommateurs* veut démontrer que, parmi les médicaments les plus vendus disponibles sans ordonnance, près d'un sur deux est à proscrire, car le rapport bénéfice-risque de ces produits est défavorable ; 33 % des médicaments sont jugés passables par le magazine, qui explique que leur efficacité est faible ou non prouvée, mais sont généralement bien tolérés. Enfin, seulement 21 % des médicaments évalués sont à privilégier pour leur rapport bénéfice-risque favorable.

Un budget non négligeable. L'automédication représente un tiers des dépenses de médicaments des ménages et 12 % du total des paiements directs des Français.**[6]**

Seule une partie des médicaments est accessible sans ordonnance : des médicaments non remboursables, et une partie des médicaments remboursables. Certains médicaments, remboursés lorsqu'ils sont prescrits par un médecin, peuvent également être achetés sans ordonnance. Dans ce cas, le médicament est intégralement à la charge du consommateur. Le prix de ces médicaments, dits remboursables, est fixé par les pouvoirs publics au niveau national, même quand ils sont accessibles en automédication. Les médicaments non remboursables, dits aussi « OTC stricts » (*pour Over the counter*) médicaments accessibles devant le comptoir, sont disponibles sans ordonnance, et vendus à prix libres par les seuls pharmaciens.

En 2011, les Français avaient consacré **2,1 milliards d'euros** à l'automédication dont les 4/5 furent des médicaments non prescrits **(1,6 Md).** Il s'agit de dépenses non négligeables pour les ménages, puisque l'automédication n'est pas remboursée par l'assurance maladie, rarement par la complémentaire santé, et reste donc totalement à leur charge.

Dépenses directes de santé des ménages **[7]** selon *Que choisir.*

Soins de ville	**34 %**
Hôpital	**16 %**
Biens médicaux	**15 %**
Divers	**1 %**
Médicaments	**34 %**
Dont : remboursables	**66 %**
Automédication	**34 %**

Au total, en 2014, les Français se sont procuré

270 millions de boîtes de ces médicaments utilisés dans le traitement des « *bobos sans gravité* » pour un chiffre d'affaire **de 1,6 milliard** d'euros estimait en début 2017 l'APIPA. **[8]** À titre de comparaison, le marché du médicament représente un total d'environ **30 milliards d'euros** de dépenses chaque année.

Se faire soigner : LES SOIGNANTS TIERS

Tant que le soin est administré par l'usager pour lui-même ou les siens, il convient de respecter sa décision, qu'on peut supposer libre et éclairée, et sous réserve qu'il ne contrevienne pas à la loi. Il n'engage ici que sa propre responsabilité.

L'intervention **d'un tiers soignant** pose le problème de son rôle et de sa qualité. Quatre situations sont envisageables.

Prescrits ou réalisés par **un médecin**, les soins entrent dès lors dans le cadre strict de l'assurance maladie. Il en est de même si le soin est délivré par un **professionnel de santé** suite à une prescription médicale ou dans le cadre de son rôle propre : CSP L — 4311-1, L 4321-1, etc.

Sans prise en charge de l'assurance maladie, est possible aussi le recours à des professionnels, **autorisés de par leur titre,** bien que non professionnels de santé, alors même qu'ils y prétendent **[9]** et y agissent exclusivement dans leur activité professionnelle quotidienne. Tels sont les ostéopathes, chiropraticiens, certains psychothérapeutes et psychanalystes.

Certaines mutuelles les prennent en charge.

Quant aux **soignants « alternatifs** » non autorisés :

Pour traiter une affection somatique identifiée ou alléguée, voilà qui pose problème : cela peut aller à des pratiques plus opaques avec prescriptions de substances inconnues ou non contrôlables, de manœuvres ou de décisions variées notamment d'abandon de soin. Attention, le charlatanisme guette.

Recours à des soutiens pour les mal-être les plus divers et c'est alors le danger de manipulations, d'abus de faiblesse ou de dérives sectaires particulièrement chez les mineurs, les personnes âgées ainsi que lors de pathologies psychiques, toutes populations plus vulnérables.

On conçoit que parmi les très nombreux et divers pratiquants de ces nombreuses « médecines alternatives » tant en diagnostic qu'en thérapeutique puissent se glisser des malveillances solitaires ou structurées, des incompétences et puis aussi des bienfaisants.

Cela étant **les limites entre l'exercice de la médecine conventionnelle et les activités « *alternatives* »** demeurent en réalité très floues.

– Ainsi au sein même de la médecine dite conventionnelle des activités thérapeutiques *alternatives* sont enseignées et/ou pratiquées par des médecins comme l'ostéopathie ou la phytothérapie, par exemple, d'autres ont été prises en charge par l'assurance maladie alors qu'elles n'ont pas fait scientifiquement la preuve de leur efficacité comme l'homéopathie, actuellement contestée, l'acupuncture voire la mésothérapie.

– Concernant l'herboristerie, le diplôme d'herboriste a été supprimé par la loi du 11/09/1941 et il n'existe plus de diplôme d'herboriste en activité, alors que les herboristeries prospèrent boostées par les huiles essentielles et les cosmétiques tout autant que par les plantes.

– D'autres enfin qui ne sont que des remises à la mode de thérapeutiques anciennes réactualisées par les préoccupations environnementales et utilisant des produits naturels pourraient être prescrites par les médecins, même si la plupart l'ont oublié. Et ce sont parfois des personnes d'origines mal définies qui se proposent pour y suppléer contre rétribution.

– Les médecins peuvent ainsi utiliser tel ou tel moyen diagnostique ou thérapeutique, ressortant de médecine non conventionnelle dans le cadre de leur exercice, mais dans le respect des règles déontologiques au premier rang desquelles : *primum non nocere*. (Avant tout ne pas nuire.)

– Les médecines non conventionnelles ou traditionnelles, chinoise notamment, aspirent à se voir reconnues en Occident ainsi que leurs pratiquants. Pareillement, de nombreuses activités de médecines parallèles souhaiteraient avoir les mêmes facilités en France que celles dont elles jouissent dans leurs pays d'origine où même dans certains pays occidentaux plus « libéraux » ou plus laxistes selon ce qu'on en pense. Quelques-unes parmi elles se fraient un chemin dans les hôpitaux (l'AP-HP notamment).

Le soignant — médecin demeure le vecteur de prise en charge

Il est en effet un agent très spécifique puisque **DÉTERMINANT** dans la dépense de santé, et ce, quel que soit son mode d'exercice comme on l'a vu.

Quasiment toutes les dépenses prises en charge **au titre de l'assurance maladie** sont le fait d'une décision médicale dans l'intérêt du patient ou de l'usager.

– C'est le cas de toutes les hospitalisations en court, moyen ou long séjour.

– C'est le cas de tous les actes diagnostiques ou thérapeutiques pratiqués par les médecins.

– C'est le cas des prescriptions médicales d'arrêts de travail, de médications, de produits de santé ou enfin d'actes à faire réaliser par tous les autres professionnels de santé.

Certaines dépenses bien que **hors du champ de l'assurance maladie** sont aussi générées par le médecin dans l'intérêt des patients :

– les activités expertales : judiciaires, d'assurance et médecins de recours,

– certaines activités de prévention, commissions du permis de conduire, certificats d'aptitude au sport, réquisitions diverses, médecine de contrôle.

En revanche, les dépenses de santé où le médecin n'intervient pas qu'on peut nommer l'automédication et qui sont en constante croissance, à la seule initiative des consommateurs et qui restent à leur charge.

Médecines et médecins.
Les médecines différentes.

Vouloir exercer la médecine c'est vouloir s'occuper des autres pour leur rendre service au moyen de son savoir. Mais sans la moindre empathie, quiconque fille ou garçon, par le fait des choses et des circonstances peut devenir docteur en médecine. Inversement, d'autres, très attirés par l'aura, du soin n'ayant pu devenir médecin vont s'orienter vers les professions de santé non médicales. Certains enfin seront amenés à exercer des activités lucratives dans le domaine de la santé après des formations très diverses, les opportunités étant de plus en plus nombreuses sur un marché porteur. Enfin, des personnes seront tournées spontanément vers leur prochain pour lui rendre service au nom de religion, philanthropie, fraternité voire enrôlement sectaire.

LA LÉGISLATION ACTUELLE

Médecine : Le terme de médecine n'est pas protégé et n'appartient à personne. La médecine selon le Littré se définit : *« comme l'art (la science) qui a pour but la conservation de la santé et la guérison des maladies ».* On notera déjà que si *la guérison des maladies* paraît ressortir du domaine médical, *la conservation de la santé* n'est pas du seul ressort médical. : Le patient a un rôle dans l'une et l'autre alternative.

La **médecine dite « conventionnelle » (MC)** ou science médicale est celle enseignée aux étudiants en médecine dans les Facultés, lors d'un cursus de 9 à 12 ans sanctionné par un doctorat d'État.

Les médecines dites « non conventionnelles » ou **Médecines Alternatives Complémentaires (MAC**) sont diverses et nombreuses et pour nombre d'entre elles, leurs pratiquants sont de formation inconnue, incertaine voire auto déclarée **[10]**

Médecin : C'est un titre encore protégé actuellement attribué aux seuls docteurs en médecine en exercice... Le titre de docteur en médecine, titre universitaire, n'impose aucunement l'exercice de la profession de médecin. Les docteurs en médecine qui n'exercent pas ou plus sont de plus en plus nombreux.

Un exercice légal de la médecine : Le législateur a défini les conditions d'exercice de la profession de médecin régie par le code de la santé publique qui énonce en son article L 4111-1, que nul ne peut exercer la profession de médecin en France s'il ne remplit trois conditions cumulées requises :

– **de diplôme,** de niveau doctorat, comportant 4 à 7 années de formation à plein temps au sein des facultés de médecine, des hôpitaux et en partie chez les praticiens privés en fonction de la spécialité recherchée.

– **de nationalité,** certes restrictives mais adaptables en fonction d'accords entre États.

– **d'inscription** à un tableau de l'ordre des médecins impliquant l'adhésion au déontologie inscrit dans la loi.

En l'état actuel de la législation, c'est un **monopole qui est ainsi conféré** au corps médical.

Exercer illégalement la médecine ? L'article CSP L4161-1 évoque toutes les situations d'exercice illégal et que donc, en l'état actuel de la législation, il n'en est pas d'autres possibles.

Il dispose que :... *Exerce illégalement la médecine : Toute personne qui prend part habituellement ou par direction suivie, même en présence d'un médecin, à l'établissement d'un diagnostic ou au traitement de maladies, congénitales ou acquises, réelles ou supposées, par actes personnels ,consultations verbales ou écrites ou par tous autres procédés quel qu'ils soient, ou pratique l'un des actes professionnels prévus dans une nomenclature fixée par arrêté du ministre chargé de la santé pris après avis de l'Académie nationale de médecine sans être titulaire d'un diplôme, certificat ou autre titre mentionné à l'article L 4131-1 et exigé pour l'exercice de la profession de médecin...*

L'habitude et la direction suivie ne nous arrêteront qu'un instant : il ne peut s'agir d'un acte isolé, c'est bien la répétition qui constitue le caractère illégal de l'exercice.

L'**établissement d'un diagnostic** : c'est-à-dire identifier une maladie ou un syndrome pathologique en réunissant l'ensemble des symptômes cliniques et éventuellement des renseignements fournis par les imageries et la biologie. C'est parfois aussi poser un diagnostic différentiel, voire étiologique.

Un traitement c'est-à-dire toute *manière de conduire une maladie à l'effet soit de la guérir, soit de calmer les souffrances qu'elle cause (Littré*). C'est donc toutes les tentatives à effet thérapeutique escompté, depuis les plus sophistiquées jusqu'aux plus simples prescriptions hygiéniques ou diététiques.

Il n'est pas nécessaire **que la maladie en cours de diagnostic ou de traitement existe vraiment** : qu'elle *soit réelle ou supposée* peut tout aussi bien constituer le délit. Aucune notion de dommage ne saurait être ainsi prise en compte, mais seulement le caractère intentionnel de l'acte.

, on notera que ce délit s'adresse à différentes catégories de personnes qui toutes ont en commun de contrevenir peu ou prou aux obligations de l'article sus- cité L — 4111-1. Si, sont à l'évidence stigmatisées **les personnes dépourvues de diplôme et de formation professionnelle**, mais sont aussi convaincues du même délit, les personnes qui dérogeraient à une ou plusieurs des conditions exigées par cet article, qu'elles soient même médecins ou qu'elles y prétendent.

Ainsi sur le plan juridique la situation est parfaitement claire, **le monopole de l'exercice de la médecine est jusque là encore confié aux seuls médecins régulièrement inscrits**.

Le MONOPOLE de l'exercice médical avait été renforcé par **la convention médicale** liant les professionnels de santé, la prise en charge des actes répertoriés dans la CCAM ou la nomenclature des actes professionnels.et plus récemment l'instauration du médecin traitant au centre du parcours de soin dans l'assurance maladie.

Il confère UN **TRIPLE DROIT** : le droit d'examiner, le droit de prescrire et, le droit d'attester en matière de santé.

L'examen clinique du patient c'est le droit de l'interroger de l'observer (*inspection*), de le toucher (*palpation, percussion, auscultation*) en respectant les règles déontologiques sans parler des droits humains fondamentaux. Elle engage et doit engager la responsabilité du pratiquant.

La prescription c'est l'ordonnance, *médicamenteuse* qui met en situation le pharmacien, d'*examens complémentaires* qui met en situation d'autres professionnels de santé, et éventuellement d'un ou plusieurs *actes thérapeutiques*. Elle engage elle aussi la responsabilité du prescripteur.

L'attestation sanitaire de plus en plus sollicitée qu'il s'agisse d'arrêt de travail, d'aptitude ou d'inaptitude sportive ou professionnelle, d'incapacités diverses ou de constatations médicales… Elle entraine constamment la délivrance de certificats qui doivent être rédigés avec la plus stricte discipline déontologique. Elle engage la responsabilité du signataire.

Mais ce triple droit qui procure « *le privilège de pratiquer des actes nécessaires à l'œuvre de soin, mais qui sont interdits au commun des mortels* » **[11]** est octroyé en échange de garanties qui sont dues au patient.

Les qualités qu'il est en droit d'exiger du médecin sont celles énumérées à l'article L 4121-2 du code de la santé publique déjà cité *...maintien des principes de moralité, de probité, de compétence et de dévouement indispensables à l'exercice de la médecine... et à l'observation des règles édictées par le code de déontologie...*

LES AUTRES MÉDECINES

La confusion règne au quotidien tant sont nombreuses **les médecines alternatives ou complémentaires** (MAC) et combien est variable leur intégration dans l'arsenal thérapeutique de soignants aux statuts très divers.

Les patients plébiscitent ces alternatives : 4 Français sur 10 y auraient recours **[12]**. Dont 60 % des cancéreux. La France est le premier consommateur mondial de produits homéopathiques. et le second en Europe concernant la phytothérapie. Mais premier aussi pour la consommation des antibiotiques !!!

Plusieurs classifications sont proposées du fait d'un grand nombre et de l'extrême variété :

Il convient de citer **les médecines traditionnelles orientales**, chinoise mais aussi indienne, tibétaine voire japonaise qui peuvent se décomposer en mouvements et gymnastiques, acupunctures, massages, prescriptions phytothérapiques voire opothérapiques.

Elles peuvent être classées selon certains en **catégories thérapeutiques** : celles fondées sur les produits naturels, celles fondées sur l'esprit et celles fondées sur les manipulations.

On peut aussi tenter une autre classification :

- Celles centrées sur les **organes sensoriels** : aromathérapie, auriculothérapie, vocale thérapie, musicothérapie, iridologie, chromatothérapie et pour ce qui est du tact : l'acupuncture et ses nombreuses adaptations…
- Celles centrées sur les **produits naturels** : phytothérapie, gemmothérapie, médecine dosimétrique (alcaloïdes), huiles essentielles ; hydrothérapie, crénothérapie, balnéothérapie, thalassothérapie ; héliothérapie ; argile, lithothérapie urinothérapie, apithérapie ; les thérapeutiques nutritionnelles : jeunes, alicaments, crudivorisme…
- Celles centrées **sur l'anatomie** : gymnastiques de diverses influences, massages orientaux, réflexologie (main, pied, face), fasciathérapie et les manipulations d'ostéopathie, de chiropraxie et leurs variantes…
- Celles enfin centrées sur **l'esprit et le psychisme** : Autosuggestion, hypnose, relaxation, psychogénéalogie, psychanalyse, sophrologie sans oublier les psychothérapies.

Le recours important à ces alternatives relève de nombreux facteurs :

Qui tiennent pour une part aux patients. Plus instruits et plus informés, disposant de droits affichés par la loi, conseillés par les médias ou des réseaux sociaux aux objectifs divers où peuvent agir les structures d'informations publiques de santé, les associations de patients ou d'usagers tout aussi bien que les lobbies pharmaceutiques profitant d'une automédication croissante, voire des mouvements sectaires. Certains revendiquent donc de pouvoir s'adresser aux médecines alternatives et/ou complémentaires. (MAC) qui sont très nombreuses.

Interviennent aussi dans ces choix, les effets secondaires mal supportés, induits par de puissants médicaments qui permettent la survie de nombreux patients, greffés, VIH, cancers, ALD tels que diabétiques, hépatites chroniques, insuffisants rénaux, cardiaques...

D'autres aussi par le souci de promouvoir une vie plus saine, proche de la nature, écologique… et souhaitant des prises en charge par des démarches thérapeutiques originales, mais sortant du domaine de la preuve scientifique.

D'autres enfin sont en rapport avec les conditions faites à l'exercice de la médecine : désertification médicale expliquant : carences territoriales, écoute insuffisante du patient, brièveté des consultations, délais d'attente mal supportés pour les rendez-vous, ou dans les cabinets ou aux urgences.

Qui tiennent aussi à l'activité médicale. Le corps médical a validé les pratiques d'acupuncture, homéopathie, médecine naturelle, ostéopathie, chiropraxie et mésothérapie, certaines depuis longtemps, autorisant les praticiens jouissant des formations justifiantes d'en faire état sur leurs plaques, sites et ordonnances. Ces formations sont enseignées soit en faculté de médecine soit dans des structures privées contrôlées par les pouvoirs publics.

Les médecins sont nombreux qui adhèrent à ces pratiques : plus de 7000 médecins les revendiquent surtout en homéopathie puis en ostéopathie et acupuncture.

L'Assistance Publique a mis en place depuis 2012 des expérimentations en cours. Les soins oncologiques y sont très présents. Il semblerait qu'y soit utilisé, l'hypnose, la méditation, la sophrologie, le shiatsu, le tens, le Qi gong et le toucher thérapeutique **[13]**

La MIVILUDES **[14]** avait estimé que les dérives sectaires étaient très impliquées dans la santé. Elle dénombrait plus de 400 MAC dont un nombre non négligeable sont suspectes à cet égard.

Actuellement, s'il apparaît que les MAC sont de plus en plus pratiquées, et si nombre de médecins s'y adonnent, les études scientifiques ne sont pas encore ni concluantes ni indiscutables pour nombre d'entre elles et ne confèrent point à leurs pratiquants l'autorisation d'exercer leur activité sauf éventuellement dans le cadre de professionnels de santé.

En ce qui concerne les médecins, ils doivent faire preuve de prudence dans ces pratiques : le code de déontologie est à cet égard très clair :

– Art 8 : *Dans les limites fixées par la loi, le médecin est libre de ses propositions qui seront celles qu'il estime être les plus appropriées en la circonstance…*

– Art 39 : *les médecins ne peuvent proposer aux malades ou à leur entourage comme salutaire ou sans danger un remède ou un procédé illusoire ou insuffisamment éprouvé. Toute pratique de charlatanisme est interdite.*

– Art 30 : *Est interdite toute facilité accordée à quiconque se livre à l'exercice illégal de la médecine.*

Un statut exorbitant demeure

Depuis 2002 sont désormais autorisées ces activités professionnelles d'ostéopathe et de chiropraticien :

– qui sont de premier recours alors qu'elles ne sont pas médicales, bien que leur activité s'exerce uniquement dans ce domaine.

– qui ne sont pas professions de santé, alors qu'elles ne s'exercent que dans ce cadre spécifique et qu'elles le revendiquent. **[15]**

– qui sont autorisées dès lors que le titre en est acquis, alors que ni la formation ni l'exercice ne sont sérieusement ni contrôlés ni contrôlables **[16],** et qu'ils n'ont pas de déontologie opposable.

– qui ne sont pas prises en charge par l'assurance maladie alors que des mutuelles les remboursent.

Elles restent actuellement dans une certaine incohérence juridique, déontologique et professionnelle persistante qu'il conviendrait de combler de l'avis même des intéressés.

D'autant que leur démographie galopante va porter préjudice à leur existence même. **[17]**

LES SOIGNANTS MÉDECINS

L'acte médical est un *acte humanitaire* selon l'Association Médicale Mondiale dans son serment de Genève de 1947. Celui-ci réactivé en octobre 2017 débute ainsi : '*Je prends l'engagement solennel de consacrer ma vie au service de l'humanité...*

Affirmation codifiée dans le code de déontologie médicale *article 2* : *le médecin* ***au service*** *de l'individu et de la santé publique* ***exerce sa mission*** *dans le respect de la vie humaine, de la personne et de sa dignité...*

Le médecin exerce donc *une mission* qui est certes *humanitaire* en ce sens qu'elle vise au bien de l'humanité. Toutefois, il ne s'adresse le plus souvent qu'à une : *le patient.*

Cette mission est néanmoins particulière, car elle n'est pas *désintéressée* : le médecin en exercice en tire habituellement sa subsistance et son rang social, sources possibles de conflit d'intérêt justifiant donc un code de déontologie.

La profession médicale qu'ont voulu les nations de l'Union européenne est **de haut niveau (doctorat**), de longue durée d'études, 9 à 12 ans selon les spécialités et reconnue équivalente dans chacun des pays membres ce qui permet la libre circulation des praticiens au sein de l'Union, tout aussi bien que celle des patients.

Qualités professionnelles… et personnelles. Les qualités qu'on est en droit d'exiger du médecin sont celles énumérées à l'article L4121-2: du code de la santé publique...*maintien des principes de moralité, de probité, de compétence et de dévouement indispensables à l'exercice de la médecine...* ainsi que des règles édictées par le code de déontologie.

Un médecin compétent

Récemment inscrite par la loi 2002-303 dans les tâches ordinales (Art. 46), la compétence était déjà une préoccupation déontologique : CD Art. 11 : *Tout médecin doit entretenir et perfectionner ses connaissances ; il doit prendre toutes dispositions nécessaires pour participer à des actions de formations continues. Tout médecin participe à l'évaluation des pratiques professionnelles.*

Pour Jean Bernard, *le grand malheur pour un malade est d'être soigné par un médecin ignorant. La conscience sans la science est inutile. La sensibilité même sincère qui cache l'incompétence est dangereuse*.**[18]** C'est une notion complexe qui est pour une part la connaissance, pour une part le savoir-faire, enfin le savoir être c'est-à-dire les qualités relationnelles et organisationnelles si nécessaires dans cet exercice.**[19]** Pour Deprez [**20**] la compétence se juge beaucoup plus a posteriori qu'a priori, car souvent elle ne peut être séparée du résultat. Ce n'est pas non plus un acquis stable, mais une construction continue d'où la justification de la formation continue pour les connaissances et de l'évaluation pour la pratique.

On peut relativement tenter de contrôler les connaissances d'un praticien, puis reconnaitre un savoir-faire insuffisant, pour ce qui est du savoir-être c'est plus délicat et en partie subjectif. Où est le seuil d'incompétence ? Ne pas savoir, ne pas savoir faire, ne pas savoir se comporter. C'était et cela reste difficile. Il aura fallu plus d'une génération de médecins pour qu'une prévention de l'incompétence fût rendue contraignante. Il n'en est pas moins vrai que l'incompétence avérée doit entrainer l'interdiction.

Un médecin humaniste

Les autres qualités que l'on est en droit d'attendre sont celles d'un praticien bienveillant doué **d'écoute et d'empathie.** HIPPOCRATE de COS (-460 –370 av. J.-C.) a donné sa noblesse à la profession. Tout au long d'une vie qui fut fort longue, il a beaucoup voyagé, étudié, soigné et rédigé de nombreux ouvrages et traités médicaux. Mais surtout, c'est lui qui a établi **les règles fondamentales de la déontologie**

médicale humaniste laquelle a traversé les siècles et constitue l'objet du serment dit d'Hippocrate que chaque médecin en France, à l'aube de sa carrière, s'engage à respecter.

Une écoute. La proximité avec les patients et donc l'écoute n'est pas identique selon les pratiques, et l'interrogatoire n'en est en rien le synonyme :

— certains n'ont guère de rapports avec les patients : tels les biologistes, pathologistes, légistes, experts...

— D'autres non traitants qui ne prennent pas en charge les malades alors même que l'écoute demeure importante dans leurs fonctions : médecins du travail, médecins scolaires, médecins de contrôle.

— D'autres auront une relation parfois très intense sur un court temps, mais non suivie avec le patient : réanimateurs, urgentistes médicaux ou chirurgicaux.

Toutes ces situations se déroulent fréquemment sans que le patient ait choisi tel ou tel.

— Mais la **plupart qui sont cliniciens** ont une relation suivie avec les patients en particulier les médecins généralistes lesquels ont été le plus souvent choisis par leur patient comme leur médecin traitant.

Le temps d'écoute s'est néanmoins raccourci. Le temps passé à l'écoute des patients ou des usagers est devenu une **variable d'ajustement de** la gestion de l'assurance maladie dans sa vision entrepreneuriale. Ce manque d'écoute est une souffrance unanimement dénoncée à tous les niveaux par les soignants, médecins généralistes, médecins hospitaliers, professionnels de santé, notamment infirmières hospitalières comme libérales, les patients, les familles.

Le manque d'écoute est dommageable chez tous : les enfants, les ados, les urgences, les opérés, les patients gravement malades et les mourants. 23 secondes en moyenne d'écoute du patient avant que le médecin consulté ne l'interrompe pour diriger la suite du colloque, tel est ce que déclarent Anne Revah-Levy et Laurence Verneuil dans leur travail.**[21]**

Selon ces auteures, l'écoute n'est pas valorisée alors qu'elle constitue une **valeur ajoutée** à la relation patientmédecin. La brièveté des écoutes entraine une densité anormale des consultations... L'écoute du patient est une composante essentielle du partenariat découlant des droits de la personne et de ceux des usagers de santé. Elle garde une **valeur déontologique** en ce qu'elle permet à la confidence de s'épancher. Elle a une **valeur diagnostique**, le symptôme entendu mérite une écoute plus globale qui est parfois plus fréquemment observée dans les médecines non conventionnelles. Elle a une **valeur pronostique** puisqu'à meilleure écoute meilleure observance. Valeur **économique** enfin puisqu'elle améliore la qualité de la prise en charge, réduisant les examens complémentaires et les prescriptions médicamenteuses.

Ce manque d'écoute est certainement pour une part inhérente aux conditions d'exercice des professionnels de santé, médecins compris, influencés par l'environnement socio-économique. Mais pour une part aussi, le manque d'appétence pour la confidence singulière des patients, chez des praticiens rompus à de sévères sélections puis à des techniques qualifiantes, mais nullement accoutumés ou moins disponibles pour côtoyer l'humain quotidien avec ses peurs, angoisses, malheurs et ses morts qui ne sont pas que pathologies.

Une empathie

C'est une propension au partage des émotions d'autrui et à la compréhension de ses émotions. C'est en quelque sorte se mettre à sa place. Tous les étudiants n'ont pas la chance de tomber malade avant d'entrer en médecine pour comprendre cet être particulier qu'est le patient. Tous les lauréats de l'examen d'entrée en médecine ne sont pas aussi soucieux d'autrui ni également doués pour le comprendre.

Les dispositions empathiques sont en déclin chez les étudiants en médecine et pas seulement en France et elles diminuent tout au long du cursus d'internat. Il convient de s'interroger sur les raisons. Selon Claire Eydalene [**22**] cette vertu repose en partie sur une disposition innée - tout le monde n'est pas égal à cet égard - mais pour une autre part elle est susceptible d'apprentissage et l'éducation familiale et scolaire joue probablement un rôle déterminant chez l'enfant et l'adolescent lorsqu'elle promeut le souci de *l'autre*: frère, sœur, camarade *le prochain* et ce, avec ou sans religion dès lors qu'il est un frère *fraternité*, un égal *égalité* et ce, quand bien même il ne serait pas *citoyen,* mais vulnérable. C'est l'engagement déontologique.

. La Faculté se doit de promouvoir les valeurs humanistes indispensables à notre exercice qui sont inscrites dans le code de déontologie médicale et l'empathie qui est enseignée dans le cursus du médecin généraliste est considérée comme un élément de compétence nécessaire à cet exercice. Le compagnonnage lors de la formation initiale doit y jouer son rôle encore faut-il que les aînés " *ou maitres*" aussi bien généralistes maitres de stage que les hospitaliers et universitaires formateurs y soient eux-mêmes sensibilisés et disponibles.

L'empathie est en quelque sorte un **catalyseur de bienveillance.** Mais pour qu'elle puisse jouer son rôle, il lui faut le temps de s'établir. **Un patient non écouté ne peut être entendu**.

Selon Marie Ouary [**23**] l'empathie a des vertus thérapeutiques diminuant l'anxiété du patient devant un médecin ressenti comme empathique' meilleure adhésion thérapeutique, mais aussi des bénéfices pour le praticien satisfaction, effet anti-burn-out. Les obstacles à l'empathie sont nombreux tel le manque de temps, le manque de recul, le stress, les interruptions, les difficultés de la vie privée… Elle rappelle les quatre stades de l'empathie : morale, émotionnelle, cognitive, comportementale. L'empathie semble diminuer au cours des études de médecine et de même entre le début et la fin de l'internat.

Déontologie enfin, mais évolutive.

Le Code de la sécurité sociale en son article L162-2 affirmait à l'époque: *Dans l'intérêt des assurés sociaux et de la santé publique, le respect de la liberté d'exercice et de l'indépendance professionnelle et morale des médecins est assuré conformément aux* ***principes déontologiques fondamentaux*** *que sont le libre choix du médecin par le* *malade, la liberté de prescription du médecin, le secret professionnel, le paiement direct des honoraires par le malade, la liberté d'installation du médecin, sauf dispositions contraires en vigueur à la date de promulgation de la loi n° 71-525 du 3 juillet 1971.*

Ces principes fondamentaux ont subi depuis quelques accommodements : le libre choix n'est plus un absolu depuis longtemps dans les hôpitaux et les services d'urgences, et le manque de médecins l'ont rendu caduc dans nombre de villes et de campagnes ; le principe du paiement direct est en cours de disparition progressive au profit du tiers payant : quant à la liberté de prescription, elle est entravée ou limitée depuis longtemps pour des raisons financières ou techniques. La liberté d'installation elle-même pourrait être remise en question si l'on en croit certains corps constitués. Ne reste plus que le secret de la confidence qui de médical est devenu professionnel **[24]**, mais, DMP aidant, qui de personnel est devenu partagé, et siège actuellement dans des nuages informatiques sécurisés (cloud) ? …

Les principes **dits fondamentaux** ne le sont donc que jusqu'au temps où ils sont remis en question par les pouvoirs démocratiques légaux ou règlementaires… En sera-t-il de même de l'exercice de la médecine ?

Reste que l'observance du **code de déontologie médicale** inscrit dans la loi est le dernier élément de ce triptyque nécessaire à un exercice médical de qualité. Il confirme que le médecin est réputé **responsable** de ses actes et de ses décisions et **indépendant** de toute influence.

Art 5 du code de déontologie : *Le médecin ne peut aliéner son indépendance sous quelque forme que ce soit.*

Art 69 *L'exercice de la médecine est personnel ; chaque médecin est responsable de ses décisions et de ses actes.*

L'Arrêt Mercier de 1936 a instauré le principe de la responsabilité contractuelle *: Il se forme entre le médecin et son client un véritable contrat comportant, pour le praticien, l'engagement sinon bien évidemment de guérir le malade, du moins de lui donner des soins non pas quelconques... mais consciencieux, attentifs et, réserves faites des circonstances* *exceptionnelles, conformes aux données acquises de la science...*

Compétence, bienveillance, responsabilité et indépendance sont ce que le patient est en droit d'attendre de son médecin ; mais c'est aussi ce que le médecin s'est engagé à proposer à son patient, c'est enfin ce que la collectivité attend de son corps médical. C'est souvent pour avoir manqué à l'une ou l'autre ou au moins donné à penser qu'il n'en avait pas été ainsi que peuvent apparaître des différends et des conflits **[25]**

Le nombre de médecins et comment le modifier.

Quel nombre de médecins. Le nombre de médecins en exercice est la résultante du nombre de médecins formés dans le pays dont il faut retrancher ceux qui n'exercent pas ou plus la médecine et ceux partis exercer ailleurs et auxquels il convient d'ajouter les médecins importés, de droit pour ceux formés au sein de l'UE, et sur autorisation cas par cas pour ceux provenant d'ailleurs.

Le nombre de médecins idéal est celui qui répond aux besoins. Quels besoins ? Ceux des populations. Les déserts médicaux ne sont pas un rêve de l'esprit non plus que les désordres répétés dans les services d'urgences. On peut affirmer qu'il n'est, en l'état, pas susceptible de remplir les engagements du pouvoir décisionnaire. Preuve en est les efforts désespérés des maires, ARS et assurance maladie pour que des médecins généralistes reviennent sur les territoires désertés et les difficultés des patients pour être examinés dans des délais raisonnables par un praticien de quelque spécialité soignante qu'il soit.

Les besoins de la population sont en effet en principe garantis par la loi **déjà ancienne du 4 mars 2002** déjà citée, qui disposait en son article 3 ... *le droit fondamental à la protection de la santé doit être mis en œuvre par tous moyens disponibles au bénéfice de toute personne...* (Les professionnels doivent*)*

...développer ***la prévention****, garantir* ***l'égal accès*** *de chaque personne,* ***aux soins*** *nécessités par son état de santé et assurer la continuité des soins et la meilleure* ***sécurité sanitaire*** *possible.*

Les médecins en France ont un rôle essentiel dans la distribution des soins eu égard à la prise en charge par l'assurance maladie et à la convention qui les lie.

Le médecin est en effet un agent très spécifique puisque DÉTERMINANT dans la dépense de santé, et ce, quel que soit son mode d'exercice.

Quasiment toutes les dépenses prises en charge **au titre de l'assurance maladie** sont le fait d'une décision médicale dans l'intérêt du patient ou de l'usager.

– C'est le cas de toutes les hospitalisations en court, moyen ou long séjour.

– C'est le cas de tous les actes diagnostiques ou thérapeutiques pratiqués par les médecins.

– C'est le cas des prescriptions médicales d'arrêts de travail, de médications, de produits de santé ou enfin d'actes à faire réaliser par tous les autres professionnels de santé.

Les **compétences exigées du médecin** sont celles définies d'un commun accord par l'UE garante de la libre circulation des patients et des praticiens à savoir une formation de haut niveau de 9 à 12 ans selon les spécialités et sur laquelle **les politiques ne peuvent pas jouer.**

Le coût de la santé est un élément fondamental que le pouvoir doit gérer année après année. Pour ce faire, il dispose d'outils de régulation des coûts engendrés par l'activité médicale, dont celui essentiel, qu'il **détient seul : le considérable pouvoir** de décider du nombre d'étudiants admis chaque année dans les facultés de médecine françaises sachant que ceux-là n'exerceront pas avant au moins 10 ans. Il est de sa responsabilité de veiller à ce que le nombre de praticiens soit en adéquation avec les réels besoins de la population. Ce qui nécessite une prévision de long terme.

On voit bien qu'aller vers l'accroissement des promotions de carabins est nécessaire, mais raisonné pour ne pas mettre en péril les fondements de l'assurance maladie. On ne veut pas courir à nouveau le risque d'un trop-plein médical coûteux pour l'assurance maladie et donc le budget de la nation.

Facteurs limitants des interventions politiques ou réglementaires portant sur le nombre de médecins.

Au sein de l'UE, la formation médicale est harmonisée avec réciprocité des diplômes permettant ainsi dans les meilleures conditions la libre circulation des personnes patients ou soignants mais entravant toute restriction nationale unilatérale sur la qualité de formation.

Au niveau national un autre facteur limitant est l'accessibilité des étudiants au sein des facultés de médecine à un enseignement de qualité. Rappelons toutefois qu'en 1969 on avait bien su créer de nouvelles facultés aussi bien à Paris qu'en province.

Nul ne peut actuellement contraindre un médecin diplômé à exercer cette profession pas plus en libéral qu'autrement : Tout praticien exerçant régulièrement en France a le droit de cesser sa pratique selon les règles fixées par l'Ordre professionnel, son statut ou son contrat dès lors que les conditions d'exercice ne lui conviennent pas ou plus.

Enfin, la formation disons l'*incubation* d'un médecin est en moyenne de 12 ans avant l'exercice effectif, eu égard aux sélections, redoublements, formations remplacements et spécialisations. C'est-à-dire que dans ce délai la personne, fille ou garçon au départ, a le plus souvent fondé une famille sur le lieu de sa Faculté de formation figeant de ce fait les possibilités de mobilité.

Faut-il souligner enfin que le délai de formation d'un médecin représente deux législatures et demie d'un mandat de député : c'est rappeler le court terme de ces mandats versus le long terme des études de médecine.

Les besoins sont avérés : Le manque de médecins paraît considérable. Qu'on en juge :

– en 2 générations la durée d'études en médecine a doublé et donc **la durée de carrière** s'est raccourcie de **sept années** au moins. La carrière moyenne est passée de **40 ans** (de

25 à 65 ans et souvent plus) versus **33 ans** aujourd'hui (de 32 ans, âge moyen d'installation, à 65 ans, âge de la retraite) soit **un déficit moyen de 7 années de carrière** qui n'a pas été compensé spécifiquement par un accroissement anticipé du recrutement.

– On doit prendre en compte le **souhait majoritaire du salariat**, qu'il soit dû à la féminisation devenant majoritaire ou à une aspiration de vie de tous, moins professionnelle ; il faut assumer qu'entre la semaine de 35 heures et celle de 50 heures au moins actuellement fournie par les généralistes libéraux il conviendrait d'accroitre les effectifs de moitié, soit **40 à 50 %** ce qui non plus n'a pas été encore anticipé.

– Par ailleurs, il est répété à chaque choix d'ECN, année après année, que nombre de postes d'internes en médecine générale ne sont pas pourvus (sauf pour le recrutement de 2019, c'est à souligner.) Depuis 10 ans on perd **1000 généralistes par an** écrit l'Ordre des médecins en 2019.

– Si l'on ajoute que le nombre de retraités est de plus en plus nombreux et chacun de plus en plus longtemps dans une population qui est passée de **50 à 67 millions en deux générations.** Alors que le nombre de généralistes va encore diminuer pendant quelques années jusqu'en 2025 **[26],** mais sans que pour autant les jeunes aient une furieuse envie d'exercer en libéral.

Le nombre actuel

La population médicale en France est dans la moyenne de l'OCDE. On comptait au 1er janvier 2019 d'après le CNOM, **30 1 842** médecins inscrits — la barre des 300 000 est franchie, **40 464** de plus depuis 2010 soit **+15 %**. La France n'a jamais eu autant de médecins inscrits à l'Ordre des médecins. La part des médecins en activité régulière est de **197 685**. Mais la proportion des professionnels en activité régulière recule de plus de10 points depuis 2007 passant de **78 %** à **65 %** en 2018.

Autre enseignement majeur, la féminisation de la profession se renforce : les femmes représentent désormais

43 % des médecins en activité régulière contre **38 %** dix ans plus tôt.

Le renouvellement des générations est insuffisant. La moyenne d'âge est de 50,4 ans, plus de 1 sur 4 est sexagénaire, 1 sur 5 a moins de quarante ans et 42 % seulement désormais exercent en libéral, soit moins de 1 sur deux : L'exercice libéral n'est plus majoritaire en France.

La répartition selon les spécialités est pour 100 000 habitants de **119** pour les généralistes et de **147** pour les autres spécialités.

Rappelons combien cette **densité est inégalitaire**, et ce depuis longtemps. Il y a 20 ans déjà le docteur Abenhaïm directeur général de la santé le soulignait dans un rapport **[27]** voyant se dessiner ces *déserts médicaux* qui affectent aujourd'hui aussi bien le premier recours des généralistes que les spécialités les unes après les autres, alors qu'ailleurs une concentration est mesurée. Force est de reconnaitre que les zones les plus dotées sont aussi celles les plus habitées.

Le nombre ou la densité

Tableau montrant sur presque un siècle l'accroissement continu de la population et du nombre de médecins ainsi que la densité médicale (les chiffres sont arrondis).

ANNÉES	POPULATION EN MILLIONS	NOMBRE / MÉDECINS EN MILLIERS	DENSITÉ MÉDICALE 1 POUR 100 000 H.
1930	41	25	1640
1968	50	50	1000
1980	54	112	482
2010	63	215	293
2018	67	216	310

On note que la **densité médicale** semble se stabiliser depuis 10 ans.

Mais cela ne rend pas compte des besoins de la population.

En réalité l'apparition progressive de ces *déserts médicaux* n'est que l'aboutissement d'une disparité régionale complexe qui dans l'ensemble semble suivre les transferts de population. Dépopulation du Nord et du Centre et repopulation du Sud-est et du littoral ouest. Dépopulation des ruralités et repopulation des métropoles ;

Il en va de même pour les densités de médecins. On rappelle que la densité des médecins généralistes devenus spécialistes est inférieure à celle des autres spécialistes : 119 contre 147 pour 100 000 Hab. Cela résulte pour une part.de la **désaffection pour la médecine générale** chez les internes et traduite notamment par l'incomplétude chronique lors des choix de l'ECN, mais pour une part aussi par la création de spécialités nouvelles telles que médecine d'urgence, santé publique, médecine du travail antérieurement compatibles avec l'exercice de la médecine générale (les *ex-compétences*).

Considérant la médecine générale : **La situation ne va pas s'améliorer dans l'immédiat**. On rappelle que le nombre de généralistes diminue d'année en année et va encore diminuer pendant plusieurs années.

Le tableau de l'Ordre recense **88 137** médecins généralistes en activité régulière en 2017. Soit une diminution de **8,4 %** des effectifs depuis 2007. D'après les analyses et le calcul du TCAM (Taux de croissance annuel moyen), la tendance à la baisse avec une forte probabilité va se confirmer jusqu'en 2025 pour atteindre alors **79 262**.

Cette baisse du nombre de généralistes est d'autant plus alarmante qu'elle affecte la quasi-totalité de nos territoires ; on la constate dans **93** départements en tête desquels la Nièvre (—**27 %)** et la ville de Paris **(-25 %)** sur le plan régional c'est la Bretagne qui perd **30 %** de ses effectifs, l'Occitanie **18 %** et l'Île-de-France **15 %.**

On y remarque la croissance vertigineuse du nombre de médecins retraités : **75 033** en 2017 soit **93,6 %** de plus que 10 ans auparavant.

Le numerus clausus

Nombre fermé qui limite à un nombre prédéterminé les personnes admises à bénéficier d'un avantage, en l'occurrence à pouvoir prétendre à entrer en deuxième année du premier cycle des études en santé et… La quasi-certitude de les finir 8 ans plus tard.

Historique

Depuis 1948 jusqu'en 1966 l'accès à l'enseignement supérieur était précédé par **une année de propédeutique obligatoire**. Elle visait à canaliser avec de meilleures chances de succès les bacheliers de plus en plus nombreux candidats aux études supérieures. Elle fut supprimée par la réforme Fouchet qui organisa le premier cycle sur deux ans. La massification des études supérieures était déjà en cours.

Suite aux évènements de mai 1968, Edgar Faure alors ministre de l'Éducation nationale faisait voter la loi 68-978 le 12/11/1968, énonçant en son article 1 alinéa 2 « … *les universités doivent s'attacher... à en procurer l'accès à tous ceux qui en ont la vocation et la capacité.* » En d'autres termes elle ouvrait le libre accès des bacheliers à l'université.**[28]**

Dès 1969, de nombreux étudiants furent attirés par la carrière médicale et se sont inscrits en Faculté de médecine et cet attrait ne s'est jamais démenti depuis, quelles qu'en fussent les motivations.

En dépit de la création de nouvelles facultés de médecine tant en province qu'en région parisienne, le nombre d'étudiants en médecine va croitre considérablement passant en peu d'années de 35 000 en 1963 à 60 000 en 1967. C'est la loi du 12 juillet 1971 qui crée **le numerus clausus** permettant d'arrêter le nombre d'étudiants de première année du premier cycle des études médicales admis à entrer en deuxième année, et ce, en fonction des capacités d'accueil des CHU. Ne sont alors concernés que les futurs médecins et dentistes.

Mais dès 1975 apparaît le chômage et sa croissance inexorable obérant les comptes sociaux. Dès lors, les sciences humaines, politiques, sociologiques, mais aussi comptables se sont souciées de l'équilibre de la Santé et les économistes de la santé ont émergé.

Pour ce qui concerne plus précisément le corps médical, le pouvoir a voulu se donner les moyens d'agir sur les dépenses engendrées par les actes des médecins et leurs prescriptions de diverses manières en même temps qu'une réflexion s'opérait sur le contenu des tâches médicales.

Les besoins de la population ne seront pris en compte que lors de la loi du 2 janvier 1979.C'est seulement en 2009 que la loi du 7 juillet crée une première année commune aux études de santé, qui concernera désormais aussi les études de pharmacie et de maïeutique, à compter de 2011.

Enfin la loi du 24 juillet 2019 relative à l'organisation et à la transformation du système de santé supprime le numerus clausus à compter de la rentrée universitaire 2020.

Évolution du *numerus clausus* annuel en médecine depuis 1972

Un *numerus clausus* pour quoi faire ?

L'instauration du numerus clausus a répondu à plusieurs raisons dont trois nous paraissent majeures.

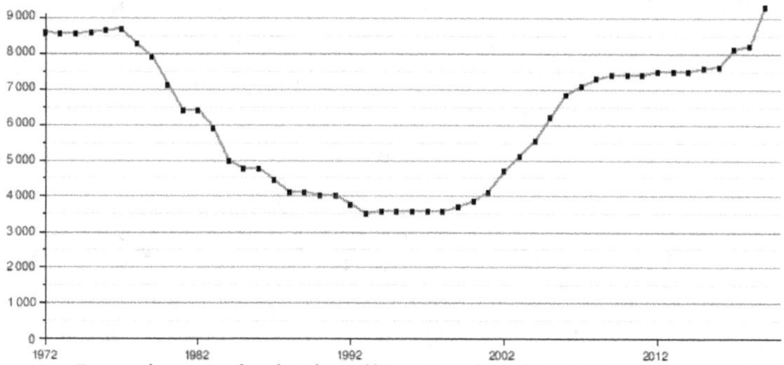

La raison principale alléguée dès l'origine en 1971 fut la nécessité de prise en charge des étudiants dans de **bonnes conditions techniques et pédagogiques** : lieux d'enseignement, services formateurs, enseignants…

Très tardivement, seulement en1979 seront pris en compte **les besoins de la population**.

Mais en fait, très tôt et peut-être dès le début les **raisons financières furent déterminantes**

Réduire le nombre de praticiens soit par l'entrée soit par la sortie a pu paraître pertinent.

L'histoire récente du *numerus clausus* et du *MICA* est intéressante et peut être pédagogique

. — **1969** : Suite, aux événements de mai 68 furent créées de nouvelles Facultés de médecine tant en Ile-de-France qu'en province et un afflux de carabins en résulta au point qu'un numerus clausus parut nécessaire et fut créé dès 1971. Ainsi renaissait une propédeutique, mais cette fois sous forme de concours, et donc, non plus pour mettre à niveau, mais pour éliminer puisque près de 80 % d'échecs reste encore la norme actuelle.

– **1972** : Le premier numerus clausus est fixé à **8 588** comme étant estimé le maximum pour les possibilités de formation des Facultés de médecine. Nombre de jeunes médecins presque tous tentés par l'exercice libéral vont certes mailler tout le territoire, mais cela va finir par inquiéter tant du fait d'une répartition inhomogène que par soupçon d'abus de soin.

– **1988 :** Vingt ans se sont passés et l'on instaure le **MICA** (Mécanisme d'incitation à la cessation d'activité) par la loi du 5 janvier 1988, permettant aux médecins de cesser leur activité avant l'âge de la retraite en échange d'une indemnité mensuelle substantielle jusqu'à l'âge théorique de la retraite sous condition de cesser toute activité. La cible visée était celle des généralistes libéraux jugés trop nombreux à l'époque. Plus de 10 000 médecins en bénéficièrent, mais la cible fut en partie manquée, car les spécialistes furent relativement les plus nombreux à s'en prévaloir.

– **1993 :** Étiage du numerus clausus réduit à **3500** places.

Cette même année, la *Documentation française* publie sous la coordination de Raymond Soubie "*Santé 2010* ». Ouvrage réunissant de nombreux experts, celui-ci pour ce qui concerne la démographie médicale n'avait qu'une seule idée directrice : restreindre par tous les moyens l'offre médicale prescriptive : promotion appuyée du MICA, réorientation des médecins en santé publique, en médecine du travail ; quant aux hôpitaux *mais faut-il vraiment pourvoir tous les postes vacants ?* Quant à la féminisation croissante déjà perçue, elle est encouragée *pour le seul fait d'une moindre activité*, estimée à 40 % à l'époque... La gestion démographique ne s'entend qu'au sens de gérer la *surabondance des effectifs* et *déterminer le nombre prévisionnel de départs à provoquer* tant il paraît que *maitriser les coûts c'est réduire le volume des actes et par conséquent celui des acteurs*. On pouvait s'inquiéter d'une aussi courte vue dans cet ouvrage d'autant que les courbes laissaient déjà prévoir la pénurie à venir **[29]**

– **2003 :** 10 ans plus tard en effet tout aura changé. Nouveau reflux : La loi de financement pour 2003 prend acte de la nouvelle situation. Il est décidé de mettre fin au MICA à la date butoir du 31/12/2004, d'encourager cette fois la reprise d'activité des professionnels l'ayant cessé, et de remonter le numerus à **8500 places** pour 2003.

– **2010 :** Le rapport POLTRON *quel système de santé à l'horizon 2020* ne se prononce nullement sur le nombre de médecins nécessaires et ne s'inquiète que de leur répartition et des moyens organisationnels de faire face à la pénurie annoncée. Le sous-titre est évocateur : *rapport préparatoire au schéma de services collectifs sanitaires*.

– **2019 :** Cette année, le numerus clausus est à **9314 places**, mais son existence s'achève. Il disparaîtra en tant que tel dès 2020. Actuellement, on encourage l'activité des retraités et l'on cherche partout non seulement des généralistes, mais toutes les spécialités sont en manque et les actifs sont tous surmenés jusqu'aux internes en formation.

Accroitre le nombre de praticiens est une pratique devenue aussi habituelle

Depuis fort longtemps disons deux générations **les recrutements hospitaliers** en déficit de candidats surtout dans les spécialités chirurgicales du fait de la faiblesse considérable des revenus comparés à ceux des libéraux s'étaient vus autorisés à exercer des praticiens de formations extérieures à l'UE avec des statuts d'*associés moins* rémunérés et longtemps exorbitants des règles ordinales. Ce n'est un secret pour personne que sans ces personnels dévoués et, disons-le, exploités, de nombreux services hospitaliers y compris au sein des CHU n'auraient pu fonctionner correctement, peut-être est-ce encore le cas. Il n'est pour s'en persuader que de compulser les patronymes des praticiens dans les hôpitaux français d'aujourd'hui. Merci à eux d'être venus nous soigner.

Pour tenter de lutter contre les **désertifications territoriales,** on a recours à des importations de médecins étrangers. Lorsqu'il s'agit de médecins diplômés au sein de l'UE (Royaume uni compris jusque-là), la réciprocité des formations permet la libre circulation des médecins en son sein. Pour ce qui est des diplômes hors UE, l'autorisation d'exercer est soumise à une décision administrative personnelle en fonction de la formation du candidat.

Ces médecins venus d'ailleurs

Médecins nés à l'étranger : un phénomène important

19,6 % soit un sur cinq des médecins inscrits à l'Ordre sont nés outre France, dans un pays européen ou extraeuropéen (les 3/4 hors de l'Union européenne), soit **54 168 médecins** sur 276 354 médecins :) recensés au tableau de l'Ordre des médecins en 2014. -40 354 avaient une activité régulière dont 10 146 nés dans l'UE et -30 308 nés en dehors. Accroissement donc de 10,4 % de 2007 à 2014 et croissance continue prévue jusqu'en 2020 du fait de l'arrivée massive entre 2007 et 2014 des natifs de l'UE (+ 58,9 %). 22 565 sont diplômés de l'UE ou hors Europe. Cette population s'est accrue de 60 % ces 7 dernières années. Environ 80 % exercent une activité régulière. 44,2 % de ces médecins sont de nationalité française et 31,2 % sont naturalisés.

Ces professionnels sont majoritairement des hommes quinquagénaires bien que leur profil diffère sensiblement selon leur pays d'origine : la moitié des médecins nés dans l'Union européenne sont ainsi des femmes alors qu'elles représentent seulement un tiers des effectifs nés hors de l'UE.

Les médecins nés en Europe sont devenus les plus nombreux

Le nombre de médecins en activité régulière, nés hors de France et inscrits au tableau de l'Ordre a augmenté de **10,4** % entre 2007 et 2014, notamment avec l'arrivée massive de médecins nés dans un pays de l'Union européenne **(+58,9 %)** comparativement aux médecins nés hors de France ou hors de l'Union européenne **(+0,3 %)**.

Les médecins diplômés à l'étranger sont en forte augmentation

Les effectifs des médecins titulaires d'un diplôme européen ou extraeuropéen ont également augmenté de 60 % depuis 2007. Cette tendance devrait « *se confirmer d'ici à 2020 pour atteindre plus de 30 000 médecins titulaires d'un diplôme obtenu hors de France* », selon le CNOM, en particulier en raison de la pression du numerus clausus. Une réglementation qui n'est sans doute pas étrangère à l'augmentation exponentielle du nombre de personnes formées en Roumanie, lequel a augmenté de **520 %** depuis l'entrée de ce pays dans l'Union européenne en 2007. Le sujet des Français qui vont se former à l'étranger demeure préoccupant. On doit s'attendre à 2 700 médecins généralistes diplômés en Roumanie inscrits à un tableau de l'Ordre en 2020.

Médecin étranger ne rime pas avec **diplôme étranger**

Un médecin sur dix environ est titulaire d'un diplôme européen ou extraeuropéen. Pour autant, diplôme étranger ne rime pas systématiquement avec médecin étranger, loin de là. Bon nombre des médecins de nationalité étrangère ont suivi leurs études en France (22 568 sur un total de 215 531 médecins en activité).

La situation varie toutefois beaucoup selon le pays d'origine. Ainsi, près de 80 % des médecins maghrébins ont été diplômés dans l'Hexagone (72 % des Marocains, 90 % des Tunisiens et 86 % des Algériens), ce qui n'est pas anodin lorsque l'on sait que 25 % des praticiens étrangers installés en France viennent d'Algérie et 11,5 % du Maroc. Le phénomène est en revanche inverse pour les médecins nés en Europe : seuls 11,5 % des médecins nés en Roumanie sont par exemple titulaires d'un diplôme français.

Enfin, autre enseignement de l'étude : 40,9 % des médecins titulaires d'un diplôme non français l'ont obtenu en Roumanie.

Les médecins diplômés à l'étranger en forte augmentation

Les effectifs des médecins titulaires d'un diplôme européen ou extraeuropéen ont également augmenté de 60 % depuis 2007. Cette tendance devrait « *se confirmer d'ici à 2020 pour atteindre plus de 30 000 médecins titulaires d'un diplôme obtenu hors de France* », selon le CNOM, en particulier en raison de la pression du numerus clausus. Une réglementation qui n'est sans doute pas étrangère à l'augmentation exponentielle du nombre de personnes formées en Roumanie, lequel a augmenté de 520 % depuis l'entrée de ce pays dans l'Union européenne en 2007. Le problème des Français qui vont se former à l'étranger demeure préoccupant.

Ils ne choisissent pas la France par hasard

Pourquoi les médecins étrangers choisissent-ils d'exercer en France ? Pour ce qui est de l'UE, la Roumanie est particulière. La Belgique arrive en seconde position **(22,6 %),** l'Italie occupe le troisième rang **(11,1 %)** et l'Allemagne le quatrième rang, qui sont **tous trois pays frontaliers**. Pour ce qui concerne le Maghreb, les raisons en sont linguistiques, historiques et socio-économiques. Plus d'un médecin sur deux en est ainsi originaire **(55,7 %),** à savoir de l'Algérie **(41 %),** du Maroc **(9,8)** et de la Tunisie **(4 %).**

Pourtant l'*importation* n'est pas toujours la solution idéale.

L'exemple roumain est emblématique.

La Roumanie est en effet membre de l'UE, l'équivalence des diplômes est désormais totalement acceptée. La France qui ne peut faire face à ses besoins en médecins "*importe*" si l'on peut dire tous les ans de jeunes médecins roumains ou formés en Roumanie pour exercer dans notre pays.

Mieux encore la Roumanie, le pays le plus francophone de l'Est européen a mis au point un enseignement de la médecine en français qui attire notamment de jeunes Français éliminés de la PACES.

Cela engendre deux ordres de problèmes :

– D'une part, les jeunes roumains recrutés en France ont fréquemment des difficultés d'adaptation en particulier comme généralistes en cabinet face aux charges de travail et contraintes de l'exercice libéral en France.

– Par ailleurs, lorsque de jeunes étudiants en Roumanie souvent français réussissent l'ECN, ce qui est peu fréquent, ils sont parfois jugés incompétents aux dires des constats de doyens de Faculté et donc appelés à recyclage.

Il n'empêche que l'importation roumaine se poursuit et prive le pays formateur du fruit de ses efforts qui ne sont pas négligeables.

On peut enfin s'interroger sur la contradiction entre ces deux réalités : les médecins diplômés en Roumanie sont les bienvenus pour exercer en France, mais certains sont suspects d'incompétence en tant qu'internes alors même qu'ils seraient lauréats de l'ECN français.

Il reste néanmoins que **le recours à praticiens d'outre France** est devenu une donnée non négligeable pour d'aucuns au détriment de jeunes Français éliminés de la PACES et des populations des pays extra européens privés des médecins qu'ils ont formés.

Et pourtant il n'apparaît pas que ce soit très efficace et ce recours n'obtient pas les résultats espérés : selon l'Ordre des médecins. (*Rapport sur la démographie 2017) : Contrairement à une idée largement répandue, cette population n'est pas une réponse aux difficultés territoriales d'accès aux soins. Cette étude montre que ces médecins étrangers, quelle que soit leur nationalité, et à l'instar de leurs confrères français, ne s'installent pas dans les zones définies comme déficitaires par les ARS.*

Par ailleurs et de manière générale, on observe que la part de l'exercice salarié est dominante (62 %) chez les médecins titulaires d'un diplôme européen ou extra européen. Cela est vérifié partout en France : l'exercice salarié est privilégié par les médecins à diplôme étranger dans toutes les régions de France, par les médecins à diplôme européen comme par les médecins à diplôme extra européen.

Agir sur le nombre par « *importation* » ne résout donc pas le problème des régions sous dotées. Les jeunes médecins formés en France ne veulent pas volontiers s'installer en libéral, là où, ils ou elles font défaut, ce qui ressort nettement des choix d'installation ; l'importation même roumaine ne permet pas non plus d'y faire face aisément, car les entrants roumains ou autres recherchent plutôt le salariat. **(62 %)** et lorsqu'ils s'installent en libéral, ce n'est pas là où ils manquent.

Cela montre une tendance forte des jeunes médecins généralistes qu'ils ou qu'elles soient formées(e) s en France ou venu(e)s d'ailleurs de ne pas faire de l'exercice libéral un exercice de premier choix.

La situation ne va pas s'améliorer dans l'immédiat. On voit que le nombre de généralistes diminue d'année en année et va encore diminuer pendant plusieurs années. **[30]**

Le tableau de l'Ordre recensait 88 137 médecins généralistes en activité régulière en 2017. Soit une diminution de 8,4 % des effectifs depuis 2007. D'après les analyses et le calcul du TCAM (Taux de croissance annuel moyen), la tendance à la baisse avec une forte probabilité va se confirmer jusqu'en 2025 pour atteindre alors 79 262 : Moins 1000 MG par an depuis 2010.

Cette baisse du nombre de généralistes est d'autant plus alarmante qu'elle affecte la quasi-totalité de nos territoires ; on la constate dans 93 départements en tête desquels la Nièvre (—27 %) et la ville de Paris (-25 %) sur le plan régional c'est la Bretagne qui perd 30 % de ses effectifs, l'Occitanie 18 % et l'Île-de-France 15 %.

On y remarque la croissance vertigineuse du nombre de médecins retraités : 75 033 en 2017 soit 93,6 % de plus que 10 ans auparavant.

Ainsi l'offre de soins diminue alors que les besoins ne font que croitre d'une population de plus en plus âgée.

L'après *numerus clausus*… ?

Le réel besoin de soignants ne peut qu'aller vers un accroissement du nombre de médecins de toutes spécialités notamment généralistes ou de premier recours.

L'accès à la médecine restera néanmoins sélectif. Bien entendu ce n'est pas pour autant que l'accès aux études de médecine et plus largement de santé sera **ouvert à tous les bacheliers** pour plusieurs raisons :

Les études de médecine sont très longues : plus de 10 ans en moyenne avant le plein exercice ce qui suppose un caractère solide et persévérant.

Elles sont coûteuses pour les étudiants et/ou leurs familles, mais plus encore pour la collectivité qui assume la charge de la formation de ses médecins. Les formations doivent être en adéquation avec les besoins prévisibles des médecins tant en nombre qu'en spécialités, mais sans obérer les comptes de la Santé.

Elles sont difficiles, à la fois théoriques et pratiques et demandent une disposition d'esprit tournée vers les autres. On entend l'intention de la loi de prôner un élargissement de l'assiette sur le plan sociologique et psychologique.

L'entrée en première année d'études de santé.

Des 2022 restera accessible aux bacheliers via Parcoursup. Un premier cycle commun de trois ans orientera les étudiants des différentes filières santé en tenant compte à la fois de leurs choix, de leurs aptitudes et de leurs résultats. Le but étant de permettre à chacun de se **réorienter sans perdre de temps ni d'année d'étude** improductive comme antérieurement.

On va tenter aussi de **diversifier le profil des étudiants** actuellement quasi exclusivement issus des baccalauréats scientifiques avec mentions en instaurant tout au long de ce premier cycle des passerelles entre les formations médicales, paramédicales voire des autres facultés.

De même seront évaluées les qualités relationnelles et humaines non seulement lors du premier cycle, mais à terme lors de l'internat, l'ECN, dès 2022.Un système de partiels sera mis en place.

Les formations paramédicales de même seront regroupées dans un premier cycle de trois ans également. Avec une orientation progressive en fonction des choix personnels, mais aussi des résultats et des aptitudes. Ainsi disparaîtront aussi les quotas d'entrée dans les six formations paramédicales (infirmier, masseur-kinésithérapeute, orthophoniste, psychomotricien, orthoptiste et audioprothésiste

. Ce premier cycle paramédical pourrait être similaire au premier cycle médical.

Sur le plan financier.

Il va sans dire que la suppression du *numérus clausus* n'ira pas vers une diminution du nombre de carabins admis, mais plutôt vers une augmentation progressive pour pallier les manques dans de nombreuses régions. La formation des étudiants va demeurer coûteuse pour les Facultés de médecine et les CHU. Les processus de qualification des candidats seront plus personnalisés et il semble que les entrées en médecine pourront s'élargir au long du cursus. Le nombre des formateurs va devoir lui aussi s'accroitre ainsi que les niveaux des indemnités notamment pour ce qui concerne la médecine générale, les maitres de stage et les enseignants.

Le coût « étudiant » engendré par les éliminés de la PACES serait amélioré par des formations de master pour accueillir les éliminés de l'entrée en médecine-pharmacie-maïeutique-odontologie.

Trouver du médecin aujourd'hui et demain

PANORAMA DE L'OFFRE MÉDICALE

Le médecin n'est pas rare on l'a vu et pourtant la présence médicale apparaît de plus en plus insuffisante. Il faut d'une façon ou d'une autre trouver de la ressource médicale à brève échéance.

C'est cruellement et quotidiennement ressenti en médecine générale d'autant qu'on a souhaité faire du *médecin traitant* le lien central du parcours de soin du patient : les *déserts médicaux* s'étendent en campagne, en banlieue, mais à Paris intramuros le manque de généralistes devient préoccupant. Mais la carence affecte aussi peu ou prou toutes les spécialités, source de renoncements aux soins qui se multiplient et de ces dépassements d'honoraires par simple effet d'aubaine.

Le gouvernement tente de faire face rapidement aux mouvements sociaux qui affectent non seulement les services d'urgences, mais tout l'ensemble hospitalier soutenu par les professionnels et les usagers.

Les médecins en activité libérale sont affranchis de l'obligation de participer au tour de garde depuis presque vingt ans, il paraît difficile de la rétablir. En effet :

Les généralistes libéraux ne seraient pas d'un grand secours, tous très (trop ?) occupés à raison de 50 à 60 heures de travail hebdomadaire ils ne sauraient faire beaucoup plus en l'état. Concernant les urgences, la garde territorialisée sur des secteurs désertifiés serait trop fréquente ou sur des territoires trop vastes et donc inopérante.

Les généralistes salariés, de plus en plus nombreux, sont aux trente-cinq heures et même si des heures supplémentaires sont fréquentes (trop ? chez les urgentistes) elles ne peuvent être que contingentes. D'autant que c'est justement ce statut qu'ils ont choisi.

Les retraités actifs. Le cumul emploi-retraite. Depuis déjà un certain temps de plus en plus de médecins retraités reprennent ou conservent une activité partielle libérale ou salariée, voire bénévole, mais qui vient rendre service à la communauté et peut améliorer une retraite qui n'est pas toujours dorée. Selon le CNOM en 2015, ils étaient 14 665. Ce sont donc un peu plus de 20 % d'entre eux qui ont choisi de poursuivre une activité professionnelle tout en percevant leur pension sur les 65 548 médecins retraités.

Au 1er janvier 2015, **9 992** médecins de ville exerçaient ainsi en cumulant leur retraite avec une activité professionnelle, soit les deux tiers de ceux qui ont opté pour ce dispositif (lancé en 2003 quand on a commencé à évoquer la désertification médicale).

Alors que le cumul emploi retraite (et son assouplissement) avait été imaginé notamment pour lutter contre les déserts médicaux, les candidats au cumul exercent très majoritairement dans des zones où le manque de praticiens ne se fait pas trop cruellement sentir. Les plus gros bataillons (40 %) se retrouvent en Ile-de-France (3 029) et dans la région de Marseille (1 331). *« Ce sont les deux régions de France où la vie est la plus chère, les médecins y choisissent d'abord le cumul pour maintenir leur niveau de vie »*. Pas surprenant quand on sait que la retraite moyenne versée au médecin libéral s'élevait à **2602 euros par mois** en 2015.

Ce cumul peut s'exercer dans les deux modes d'exercice libéral ou salarié hospitalier, quel que fût le mode d'exercice antérieur.

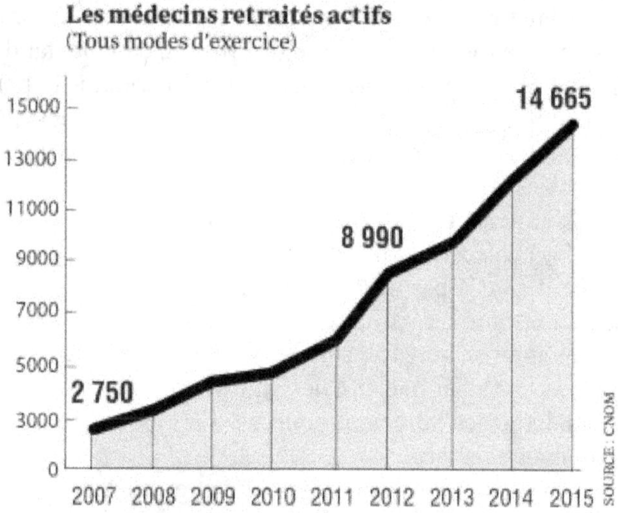

Comment faciliter les « importations ».

On veut donc accroître progressivement le nombre de médecins aussi par l'importation. C'est déjà le cas : on ne s'en prive pas. C'est le droit de tout diplômé de l'UE s'il le souhaite, et la Roumanie a une position particulière on l'a vu. Pour les autres sauf les frontaliers le revenu du praticien français n'est pas attirant surtout comme généraliste. En ce qui concerne les formés ailleurs, le Maghreb et le Proche-Orient sont les plus souvent en cause.

L'article 70 de la loi de santé vise à planifier l'autorisation d'exercer **des médecins diplômés d'outre Europe** encore en formation dans les hôpitaux, ayant satisfait aux épreuves d'aptitude et ayant deux ans de fonction rémunérée dans un établissement public sont réputés avoir satisfait aux commissions nationales de qualification. Ceux présents en activité rémunérée dans les établissements publics, depuis au moins deux ans recrutés avant le 3 août 2010 peuvent poursuivre jusqu'au 31 décembre 2020. Ceux présents entre le 1er octobre 2018 et le 31 janvier 2019 en fonction rémunérée depuis deux ans en équivalent TP depuis le 1er janvier 2015 peuvent exercer temporairement sous réserve de déposer leur dossier d'autorisation d'exercer avant le 1er octobre 2020.

Élargir l'accès à l'exercice médical dès maintenant. Mais comme tout cela demeure insuffisant, en tout état de cause et pour une durée certaine, pour tenter d'accélérer le processus d'accès aux soins sur les territoires sensibles, les pouvoirs publics veulent parsemer le territoire **d'autorisations d'exercices limités de la médecine accordés à d'autres professionnels que des médecins en activité.**

– Les certificats de décès peuvent désormais être rédigés et signés par un médecin en activité, mais aussi par un médecin retraité ou par un étudiant en 3e cycle ou un praticien étranger autorisé après avis du CNOM. **Voir en annexe.**

– Les pharmaciens, les infirmiers, les orthoptistes, les kinésithérapeutes se voient pourvus d'attributions jusque-là du seul domaine médical.

– les super infirmières pourront examiner, prescrire des examens et des médications dans certaines conditions : c'est la pratique avancée.

– Sans parler de la **télémédecine** encore balbutiante que l'on voit se déployer, mais où l'on va voir se profiler des *exerçants* d'un nouveau genre.

Sans vouloir décider de l'opportunité ou non de toutes ces mesures il n'en est pas moins qu'elles remettent en cause **le monopole de l'exercice médical** tel que défini jusqu'alors. On y reviendra.

FORMER DES MÉDECINS POUR DEMAIN

Le cursus des études de médecine jusqu'en 2020 s'établit selon trois cycles qu'on peut calquer sur le cursus L-M-D. (licence-master-doctorat) commun aux autres études supérieures *mais en plus long*. (9 à 12 ans) Chaque cycle est assorti d'un diplôme de fin de cycle.

Le premier cycle comporte trois années dont la première la **PACES**_(première année commune aux études de santé), en voie de suppression comme on l'a vu on plutôt de modification. Suivent deux années d'acquisitions de notions générales dites fondamentales avec très peu d'accès aux services hospitaliers. Le premier cycle est sanctionné par un diplôme de formation générale en science médicale (DFGSM) de niveau licence.

Le second cycle est celui de l'externat ou de l'étudiant hospitalier. L'étudiant du deuxième cycle soit de Bac + 4 à Bac + 6 **[31].** Doit *effectuer* ***36*** *mois de stage comportant au minimum* ***25*** *gardes.*

L'étudiant doit une présence hospitalière de 5 demi-journées par semaine en moyenne sur douze mois en dehors du service de garde.

Au cours de ces gardes, l'étudiant s'initie progressivement à la conduite du diagnostic et des premiers éléments d'orientation et le cas échéant au traitement des patients, dans les situations d'urgence.

La fin du second cycle amène à l'ECN (ex-internat), **examen classant national**, informatisé depuis 2016 qui va lui aussi être remanié. Tous les étudiants ayant validé la sixième année peuvent être candidats. L'épreuve va permettre le choix pour chacune et chacun, à la fois, et de sa future spécialité, et de la Faculté de formation spécialisée.

A ce stade de niveau master, l'étudiant est titulaire du diplôme de formation approfondie en science médicale (DFASM).

Le troisième cycle est celui de l'*internat* celui où l'interne est à la fois un étudiant de niveau doctorant qui se forme dans sa spécialité (DES), mais en même temps un praticien exerçant sous contrôle au sein des hôpitaux et chez des praticiens habilités (maitres de stage des universités) et participant aux astreintes des soignants.

A ce stade, l'autonomie financière est acquise. Mais la charge de travail est souvent considérable pendant une durée de 3 à 5 ans selon les cursus de spécialisation.

Au terme de cette longue formation, les jeunes docteur(e)s en médecine, diplômé(e)s d'État, mais trentenaires ou presque, vont enfin pouvoir accéder au plein exercice de leur profession, chacun dans sa spécialité. Tous les diplômés sont désormais spécialistes.

A partir de l'année 2020-2021, la phase II de la spécialisation sera clôturée par la soutenance de thèse et la phase III se déroulera sous le nouveau statut de DOCTEUR JUNIOR comme il sera rapporté plus loin.

LES COUTEUSES ÉTUDES DE MÉDECINE.

La formation médicale initiale est coûteuse. Si c'est bien la collectivité nationale qui assume la charge de la formation initiale des étudiants en médecine en France, c'est aussi un effort de longue haleine de la part des étudiants en médecine. L'accès aux études supérieures en France est gratuit pour les bacheliers à l'exception des frais d'inscription (et d'assurance) qui sont néanmoins croissants année après année. Il en va de même dans toutes les Facultés. La charge ainsi supportée par les Centres hospitalo-universitaires (CHU) n'est pas négligeable. C'est une entreprise dont le terme diplômant ne permet d'exercer qu'au bout de 9 à 12 ans voire plus selon la spécialité choisie.

Mais on notera que, dès la quatrième année et jusqu'à la fin de sa formation l'étudiant va participer à l'activité de soin auprès des patients usagers, d'abord comme auditeur attentif, puis progressivement comme intervenant hospitalier dans le diagnostic, puis la thérapeutique sous surveillance, d'abord proche, puis progressivement déléguée et plus lointaine, cette activité justifiant une indemnisation modeste.

Le coût des études pour la collectivité. Le coût moyen d'un étudiant en études supérieures est de l'ordre de 12. 000 € /an pour les finances publiques. C'est une question qui fait débat depuis quelque temps, tant dans le pays que chez les politiques. On s'interroge en effet sur ces études si longues (souvent + de 10 ans) et donc coûteuses que sont la Médecine et le nombre de diplômés par an : environ 8 000, *numerus clausus* oblige, alors qu'apparaissent un peu partout ces déserts *médicaux* ce qui suscite interrogations et propositions de toutes parts.

Le journal *Le Monde* du 24/02/16 faisait état d'un coût annuel par étudiant de 13 873 € par an selon la DEPP du ministère de l'Éducation nationale pour l'année 2012.

(Direction d'évaluation de la prospective et de la performance.) C'est à peu de choses près le coût moyen au sein de l'OCDE (13 646 €).

De son côté, *Media part* du 10/12/2016 concernant plus spécifiquement les étudiants en médecine, convenait qu'à l'Université, en 2013, la dépense moyenne annuelle était de 11.540 € intégrant les dépenses de formation et de recherche. Mais qu'à l'Hôpital par contre les étudiants ne coûteraient rien, car *externes* ou *internes*, ils effectuent un travail reconnu et peu rémunéré eu égard aux compétences ; la rémunération des externes qui sont à mi-temps est inférieure au SMIC ; celle des internes, qui sont à plein temps, est inférieure à celle d'un médecin alors que les heures seraient largement supérieures au plafond des 48 heures hebdomadaires de l'OMS. Faire la part entre formation - réputée gratuite – et service rendu – indemnisable – paraît bien inconfortable !

L'organisation des épreuves est aussi très coûteuse : Faire passer des épreuves sur plusieurs jours à des centaines de candidats dans des conditions d'égalité parfaite revient très cher. Organisé à Villepinte, le concours de PACES à Paris-Descartes coûte la somme exorbitante de 500 000 € à l'Université.

Les études sont coûteuses aussi pour les étudiants. Les études de médecine ne sont pas gratuites. Loin de là. La première édition de l'indicateur du coût de la rentrée de l'Association nationale des étudiants en médecine de France **[32]** avait estimé les dépenses à **5 749 €** pour la première année de médecine (PACES) et à **4 026 €** pour les étudiants en troisième année. Un coût élevé qui engendre une inégalité entre les étudiants les plus aisés et ceux originaires de familles précaires, entre les Parisiens ou provinciaux logés chez leurs parents et ceux devant louer (baisse des APL en 2017).

Le poids des prépas privées. Pour un jeune bachelier intégrant la PACES en Ile-de-France, le coût de la rentrée avoisine les **6 000 €,** contre **4 489 €** en province. Cet écart est essentiellement lié aux coûts des classes préparatoires privées devenues quasi indispensables aux étudiants. Le concours d'entrée en 2e année de médecine est, en effet, très difficile, à peine **17 %** des carabins sont sélectionnés à l'issue du concours. Pour réussir, ils sont donc prêts à faire appel à ces structures qui organisent des concours blancs, des cours actualisés et des annales corrigées. Mais, de fait, tous les étudiants ne peuvent pas se permettre ces cours. *L'inscription à l'une de ces prépas privées représente en moyenne 25 fois le montant des frais d'inscription à l'université à Paris pour les non-boursiers, et 18 fois dans les autres régions,* dénonce l'ANEMF. On peut supposer que la fin de la PACES ne va pas faire disparaître ces prépas. Elles vont s'adapter à la nouvelle formule plurielle d'entrée en médecine pharmacie maïeutique et odontologie.

La suppression du numerus clausus sur le plan financier n'ira pas vers une diminution du nombre de carabins admis, mais plutôt vers une augmentation progressive (on parle de 20 %) pour pallier les manques dans de nombreuses régions. La formation des étudiants va demeurer coûteuse pour les Facultés de médecine et les CHU. Les processus de qualification des candidats seront plus personnalisés et il semble que les entrées en médecine pourront s'élargir au long du cursus. Le nombre des formateurs va devoir lui aussi s'accroitre ainsi que les niveaux des indemnités notamment pour ce qui concerne la médecine générale, les maitres de stage et les enseignants.

La PACES [33] était coûteuse en gaspillage d'années d'étudiant. La première année commune aux études de santé est une année de sélection plus que de formation. Les enseignements pour les quasi-totalités redites ou approfondissements de notions déjà abordées au lycée. C'est en réalité une année de propédeutique comme il en existait de 1948 à 1966, en préalable à l'entrée dans toutes les Facultés dont celle de médecine, le PCB, mais dont la conclusion n'est plus alors une mise à niveau, sanctionnée par un examen, mais un concours, hautement sélectif, avec des reçus collés priés d'aller voir ailleurs avec parfois d'excellentes notes ! C'est donc s**eulement 20 % des candidats** à l'un de ses quatre concours (médecine, odontologie, sage-femme et pharmacie) qui franchissent l'obstacle et poursuivent leurs études.

C'était aussi une année onéreuse pour l'université : A Paris, Frédéric Dardel, président de l'université Paris-Descartes, évaluait le coût d'un étudiant de PACES à **2 500 €** pour une seule année. Mais la grande majorité redouble. La plupart du temps, les universités ont du mal à évaluer la facture et se calent sur le coût moyen d'un étudiant de première année de licence. À Lyon-Sud, la facture s'élève à 55 000 €. "*Soit un huitième des dotations pédagogiques de l'UFR*", estimait Karim M'Barek.

Sur le plan financier, le coût demeurera. Il va sans dire que la suppression du numerus clausus n'ira pas vers une diminution du nombre de carabins admis, mais plutôt vers une augmentation progressive pour pallier les manques dans de nombreuses régions. La formation des étudiants va demeurer coûteuse pour les Facultés de médecine et les CHU. Les processus de qualification des candidats seront plus personnalisés et il semble que les entrées en médecine pourront s'élargir au long du cursus. Le nombre des formateurs va devoir lui aussi s'accroitre ainsi que les niveaux des indemnités notamment pour ce qui concerne la médecine générale, les maitres de stage et les enseignants. Le coût *étudiant* engendré par les éliminés de la PACES sera amélioré par les entrées plurielles en formations de santé et les sorties vers les autres facultés.

Le budget des étudiants en médecine. Doivent être rappelés, l'existence des bourses, de l'APL et les engagements de la sécurité sociale accessibles par le PAPS (portail d'accompagnement des professionnels de santé). Les bourses sur critères sociaux qui peuvent aller de **1000 à 6000 €/an** cumulables avec une bourse d'aide au mérite de **1800 € /an**. Les APL (aide personnalisée au logement) pouvant aller de **40 à 200** €/mois sur 8 mois.

Les aides spécifiques aux étudiants en médecine : accessibles dans chaque ARS.

Contrats d'engagement.de service public (CESP) qui peuvent commencer soit dès la deuxième année de médecine d'une valeur de 1200 € mois jusqu'au diplôme et ainsi financer les études, soit lors du choix d'internat sur une liste ciblant les spécialités et régions en difficulté.

Indemnités de transport pour les stages d'internes suivis hors CHU de 130 €.

Primes de responsabilité pour les stages d'interne autonomes en soins primaires ambulatoires (SASPA).

Enfin selon les régions des aides locales pour les étudiants.

Une inégalité était retrouvée en **3e année de médecine**. A ce stade du cursus, les étudiants se préparent déjà aux épreuves classantes nationales (ECN) qu'ils passeront 3 ans plus tard. L'aide à la préparation à l'examen coûte environ **2 260 €** en Ile-de-France et **1 526 €** en région. Pour tous ces étudiants s'ajoutent entre **930 et 1 100 €** de frais de vie courante comme le loyer, le forfait téléphone et les transports. *Ces différents enjeux mettent en lumière l'importance parfois négligée du facteur social pour la réussite des études supérieures. L'ANEMF ne manquera pas d'intégrer ces considérations dans sa grande concertation nationale sur le second cycle des études de médecine,* commentait l'organisation.

L'indemnité des externes

Il faut néanmoins savoir que les étudiants du second cycle de médecine effectuent des stages hospitaliers pour lesquels ils sont rémunérés certes modestement comme on le notera ci-dessous.

Grille indiciaire hospitalière des étudiants (à la date du 11/11/2017). Site emploi des collectivités territoriales.

Échelon	Durée	Salaire brut (mensuel)
1	1 an	**129,60 €**
2	1 an	**251,40 €**
3	1 an	**280,89 €**

A titre comparatif, les étudiants de polytechnique reçoivent des émoluments mensuels avoisinant **1150 €** se départageant en solde **478,32**, indemnité pour frais **413,91** auxquels il convient d'ajouter l'APL que les élèves touchent de **280 €** sans que pour autant ils aient une activité génératrice de recettes comme les carabins. Il est vrai qu'ils s'engagent à servir l'État pendant dix ans. (Arrêté du 2 mars 2017).

Même obligation de service pour les énarques qui reçoivent, eux un salaire allant de **1399 €** brut à **2144 €** selon l'ancienneté à l'école. (Source JDN — point d'indice 2014).

Il est vrai que les carabins n'ont pas cette obligation de service, mais leur véritable revenu professionnel n'intervient que 5 ans plus tard en moyenne que les précités.

La rétribution des internes

Quand aux internes, doctorants de troisième cycle, ils sont rémunérés pendant la durée de leur internat laquelle varie en fonction des spécialités. A la différence des doctorants des autres Facultés dont la thèse ne profite qu'à eux-mêmes et à leur service, les internes en même temps qu'ils se perfectionnent rendent d'immédiats services à la collectivité lesquels sont source de recettes pour les hôpitaux et justifient leur salaire.

REMUNERATION DES INTERNES ET DES RESIDENTS EN MEDECINE,

DES INTERNES EN PHARMACIE ET DES INTERNES EN ODONTOLOGIE
Articles R. 6153-1 à R. 6153-45 du code de la santé publique

Arrêté du 15 juin 2016 relatif aux émoluments, rémunérations ou indemnités des personnels médicaux, pharmaceutiques et odontologiques exerçant leurs fonctions à temps plein ou à temps partiel dans les établissements publics de santé

NOR: AFSH1616699A

Version consolidée au 20 mars 2017

PERSONNELS CONCERNES	Montants au 1er juillet 2016 (en euros)
I - Montants bruts annuels de la rémunération : .des internes en médecine, des internes en pharmacie et des internes en odontologie .des résidents en médecine	
internes de 5e année	25 500,55
internes de 4e année	25 500,55
internes et résidents de 3e année	25 500,55
internes et résidents de 2e année	18 383,46
internes et résidents de 1re année	16 605,13
Montant brut mensuel de l'indemnité de sujétions particulières allouée :	
.aux internes et résidents pour les 1er, 2e, 3e et 4e semestres	432,58
. Aux FFI	432,58
II - Emoluments forfaitaires alloués aux étudiants faisant fonction d'interne (montant brut annuel)	15 196,51
III - Montant brut annuel de la rémunération des étudiants effectuant une année de recherche	24 182,74
IV - Montants bruts annuels des indemnités compensatrices d'avantages en nature pour les internes et les résidents en en médecine et les étudiants en médecine et pharmacie désignées pour occuper provisoirement un poste d'interne:	
.Majoration pour ceux qui sont non logés et non nourris	1 004,61
.Majoration pour ceux qui sont non logés mais nourris	334,32
.Majoration pour ceux qui sont non nourris mais logés	670,29
V - Montant brut annuel de la prime de responsabilité	
internes en médecine de 5e année	4 044,12
internes en médecine et en pharmacie de 4e année	2 038,27

L'ETUDIANT INTERNE

Il n'est pas un diplômé comme les autres : Il est précieux puisqu'il a coûté à la collectivité d'investir dans sa formation, mais a contrario il n'est pas toujours considéré par ses hiérarchies professionnelle ou administrative. Il faut s'expliquer sur tout cela.

Il est âgé puisqu'il arrive après 7 à10 années post bac et un niveau doctorat soit presque le double de la moyenne des diplômés de l'enseignement supérieur hors médecine. C'est donc un trentenaire et désormais plus souvent femme ayant fondé une famille. Déjà vieux salarié, car rétribué à plein temps comme agent de l'État, depuis 3 ans ou plus selon sa spécialité.

Et pourtant cet étudiant(e) prolongé(e) est inexpérimenté(e) face à l'installation libérale, et ses difficultés et de même bien souvent ignorant(e) de la teneur de son engagement déontologique.

Enfin il ou elle a déjà côtoyé, pas seulement les amphithéâtres et les écrans, mais la vraie vie des misères sociales, des maladies et de la mort : l'hôpital est une parfois une rude école pour les cliniciens.

L'internat est une période essentielle dans la vie du carabin. D'une durée de trois à cinq ans en fonction de la spécialité choisie. C'est le moment où sa vie professionnelle prend du sens.

Cet apprenti(e) prolongé(e) rompu(e) aux sélections, aux dossiers virtuels sur écran et autres travaux sur mannequins rencontre enfin les vrais malades en situation d'écoute et de responsabilité diagnostique puis thérapeutique et acquiert sa compétence.

Les internes sont très sollicités ; outre qu'ils doivent assurer leur formation théorique dans leur spécialité, pouvant impliquer des déplacements en inter région, et faire face aux contrôles, ils participent au fonctionnement des services de façon active et progressivement responsable, et notamment assurent la garde interne de leurs services, mais aussi l'accueil des urgences de porte, nuit et jour, des établissements publics de santé.

Les internes **demeurent la cheville ouvrière assurant le quotidien des hôpitaux** et sans lesquels ceux-ci seraient très lourdement perturbés. Il en fut toujours ainsi, mais le rôle de l'hôpital aujourd'hui est encore plus incontournable que jamais. C'est une période de travail intense avec des semaines dépassant régulièrement les 48 heures hebdomadaires de travail, plafond fixé par l'OMS, et concernant progressivement une majorité de femmes à l'âge des prises de responsabilités sociales, voire conjugales et celui où l'on va s'intégrer dans un environnement de vie professionnelle.

C'est la découverte au plus près des misères de la maladie, des injustices de la mort, des indignités de la vieillesse et des problèmes sociaux qui vont aussi retentir sur l'interne et y laisser une empreinte. En même temps l'apprentissage de la déontologie va aussi contribuer à sa formation humaniste et responsable.

C'est là enfin que chacune ou chacun va se déterminer sur son projet professionnel et personnel et envisager la proximité souhaitée de son implication future dans le soin des patients.

L'interne est une denrée précieuse et rare dont il faut prendre soin.

Dans le contexte quotidien de restrictions de tous ordres que subit depuis longtemps l'hôpital public, manque de praticiens, d'enseignants et de professionnels de santé, les internes en médecine tendent à devenir la variable d'ajustement pour faire fonctionner les services en sur-utilisant leurs prestations et leur présence à l'encontre parfois de la qualité de leur formation voire de leur équilibre personnel.

Il convient de tenir pour acquis que ces jeunes femmes et hommes, tout comme leurs homologues d'autres études ne veulent plus être les inféodés de leur hiérarchie médicale et administrative omnipotentes et qu'il convient de les mieux aider à se former dans leur spécialité.

Les besoins de demain en médecins de qualité ne font que croitre pour la décade à venir, raison de plus pour leur procurer la compétence idoine, mais aussi encourager leur envie d'exercer et de rendre leur service. C'est à l'évidence le but de la formation future du troisième cycle de spécialité.

Reste à évoquer **le problème des choix engendrés par l'ECN**.

En fonction de son classement, chaque interne va décider à la fois de la spécialité qu'il ou elle veut pratiquer, mais aussi de la Faculté où elle se déroulera. Alors que jadis les CES étaient ouverts au strict volontariat et le plus souvent dans la faculté de formation, actuellement se pose ce double choix ou non-choix. Non-choix parce qu'il est loisible de refuser de choisir et de représenter l'ECN l'année suivante espérant un meilleur classement. Mais aussi choix subi pour un certain nombre. Il existe un droit au remord en début de cycle. Mais nombre de choix qui sont fonction de ce qui reste à choisir en fonction de son classement et qui engagent pour la carrière ne seront pas toujours vécus avec bonheur tout au long de la carrière.

Voir en annexe les choix des internes après l'examen classant national de 2017.Qui pourra éclairer sur les choix préférentiels, les spécialités très disputées et les autres...

Le docteur junior

Le décret 2018-571du 3 juillet 2018 modifiera désormais le troisième cycle des études

Il concernera les étudiants lauréats des épreuves classantes nationales de 2017 **lors de la rentrée universitaire de 2020-2021** : les étudiants en médecine, les étudiants en pharmacie affectés dans une spécialité commune à la médecine, les internes des hôpitaux des armées concernés, et les assistants des hôpitaux des armées lauréats du concours de 2017.

Jusque-là et selon l'article R 632-20 du Code de l'Éducation, **la durée du troisième cycle** des études de médecine est comprise entre trois et six ans. Il est organisé en trois phases à l'exception des spécialités dont la durée est de trois ans (dont la médecine générale) et qui comprennent deux phases. Chaque phase comprend une formation en stage et une formation hors stage.

La phase 1 dite phase socle correspond à l'acquisition des connaissances de base de la spécialité et des compétences transversales nécessaires à l'exercice de la profession.

La phase 2 dite phase d'approfondissement correspond à l'acquisition approfondie des connaissances et des compétences nécessaires à l'exercice de la spécialité suivie.

La phase 3 dite phase de consolidation correspond à la consolidation de l'ensemble des connaissances et des compétences professionnelles nécessaires à l'exercice de la spécialité.

Jusqu'alors au terme de son parcours, l'interne **soutient sa thèse** et l'université lui reconnait à la fois le titre de docteur(e) en médecine et sa qualification de spécialiste.

Désormais, l'étudiant de troisième cycle qui a validé la phase II de la spécialité suivie et soutenu avec succès la thèse de doctorat et obtenu le diplôme d'État de docteur en médecine ou de pharmacie est nommé en **qualité de docteur junior** par le directeur général du CHU de rattachement.

Il lui appartient dans les trois mois de demander son inscription sur un tableau spécial du conseil départemental de l'ordre des médecins ou selon de l'ordre national des pharmaciens.

Il est affecté par l'ARS dans les lieux de son stage.

Le docteur junior exerce des fonctions de prévention, de diagnostic, de soins, de biologie avec pour objectif de parvenir progressivement à une pratique professionnelle autonome. Ce régime de formation sous autonomie supervisée fait que les actes qu'il réalise le sont par lui seul.

Les détails de l'organisation du stage sont inscrits dans **un contrat de formation** défini entre le coordonnateur local de la spécialité, le praticien responsable du lieu du stage et le docteur junior. La supervision est assurée par un praticien auquel le junior peut avoir recours à tout moment.

Le contrat de formation, puisque le docteur junior est inscrit à l'ordre professionnel, devra y être déposé. (Art L4113-9 CSP) : *les médecins...doivent communiquer au conseil départemental de l'ordre dont ils relèvent les contrats et avenants ayant pour objet l'exercice de leur profession... Toute personne physique ou morale passant un contrat avec un médecin...doit le faire par écrit.* Il sera susceptible d'être remis en cause par l'une des trois parties devant le tribunal administratif.

En application de l'article L. 4111-1-1, le docteur junior, à sa demande, peut être autorisé à participer, dans le cadre de ses obligations de service en stage et compte tenu des nécessités pédagogiques, au service de gardes et astreintes.

L'intérêt attendu d'une telle mesure : Le post-internat (chef de clinique et assistant des hôpitaux) retrouve sa raison d'être et ne sert plus à la formation initiale des spécialités longues. La phase 3 du cycle va constituer une accélération finale du processus d'acquisition des compétences du métier et marquer une phase « préprofessionnelle » de la formation, en « autonomie supervisée ». C'est donc désormais **la délivrance du DES délivré en fin de parcours** qui va entériner l'acquisition des compétences et permettre l'exercice de la spécialité.

La réforme est originale en ce sens qu'elle ne fait plus de **la thèse de docteur en médecine** le terme ultime des études de médecine et de la qualification de spécialiste ce qui était le cas jusqu'alors. La thèse nécessaire à l'obtention du diplôme d'État de docteur en médecine se réfère à la spécialité suivie et porte sur un travail de recherche. Pour les spécialités dont la durée de la formation est supérieure à trois ans, la thèse est donc soutenue avant la fin de la phase 2. Ainsi un(e) docteur(e) en médecine ne sera pas encore autorisé(e) à exercer en totale autonomie pendant une ou plusieurs années selon la spécialité projetée. Qui plus est, on va voir émerger un nouveau docteur en médecine qui n'aura pas le droit d'exercer ?

Elle constitue une exception vis-à-vis des docteurs des autres disciplines littéraires ou scientifiques ; il est vrai que les thèses des médecins sont rarement de véritables travaux de recherches personnelles étalées sur plusieurs années.

Ainsi l'interne achevant la seconde phase de son cycle bien que nanti de son diplôme d'état de docteur en médecine n'est pas autorisé à **exercer la médecine *en totale autonomie***. Une nouvelle circonstance d'exercice illégal est elle en train de naître ! Il lui serait possible de faire des remplacements et dès lors en totale autonomie ? Étant inscrit à l'ordre professionnel sera ce sous sa propre assurance responsabilité ou celle du remplacé ? Devra-t-il souscrire une assurance responsabilité civile professionnelle dans ce cas ? Quelques problèmes à résoudre.

Pour le docteur Jean-Paul Ortiz — Président de la CSMF : *Cette année de « docteur junior » ne doit pas se faire au détriment de la durée habituelle de l'internat phase 1 et phase 2. Il doit s'agir d'un temps supplémentaire qui doit s'appliquer à toutes les spécialités, notamment la cardiologie, la gastro-entérologie et la néphrologie. Ceci doit passer par un investissement financier afin de préserver les postes actuels d'assistants et de chefs de cliniques. En l'absence d'investissement, le « docteur junior » pour tous, va entrainer le clinicat pour personne !*

Cette phase 3 des études médicales, tout comme les phases 1 et 2, doit aussi être ouverte au secteur libéral. Cela passe par une qualité de formation garantie et donc par la mise en place d'une maitrise de stage universitaire ouverte à toutes les spécialités.

Cette ouverture sur l'exercice libéral est une condition indispensable à la sauvegarde d'une médecine libérale de qualité.

Il est en effet important de bien **différencier ces deux stades d'une même carrière** que sont ou seront le chef de clinique — assistant des hôpitaux versus le docteur junior ? Le docteur junior bien que docteur en médecine est encore un étudiant, certes avancé, mais qui reste sous la responsabilité d'une tutelle universitaire et hospitalière, qui n'est pas qualifié dans la spécialité qu'il poursuit, qui s'inscrit sur une liste spéciale à l'ordre des médecins. Le chef de clinique est un médecin qualifié à part entière qui agit sous sa propre responsabilité, qui poursuit une carrière au sein d'un CHU où il est chargé d'enseignement et/ou de recherche dans une structure hospitalo-universitaire.

Chapitre II

Remplacer le médecin qui manque

Le Code de la santé publique classe **les professions de santé** selon trois catégories :

Les professions médicales ;
Les professions de la pharmacie ;
Les professions d'auxiliaires médicaux

Les professions d'auxiliaires médicaux regroupent : les infirmiers, les masseurs-kinésithérapeutes, les pédicures-podologues, les ergothérapeutes, les psychomotriciens, les orthophonistes, les orthoptistes, les manipulateurs en radiologie, les techniciens de laboratoire, les audioprothésistes, les opticiens-lunetiers, les prothésistes, les orthésistes et les diététiciens.

Les autres professionnels exerçant dans le secteur de la santé ne sont pas considérés comme étant des auxiliaires médicaux. (Exemple : les aides-soignants, les auxiliaires de puériculture, les ambulanciers, les assistants médicaux).

Les professions médicales sont-elles en cours de démantèlement ? Plus probablement que comme toutes les professions réglementées celles-ci ont besoin par époques d'être revivifiées pour mieux remplir leur office. Qu'on le veuille ou non, au-delà des droits concédés par la loi aux pharmaciens et auxiliaires médicaux, c'est **le monopole de l'exercice médical qui se redistribue**. On peut penser que c'est dans l'intérêt des patients. Cela va modifier les usages et répartir les responsabilités. Puissent les patients y trouver avantage.

En tout état de cause ce n'est pas une première. Voilà qui n'est pas sans rappeler l'ère des *officiers de santé* qui pendant un siècle (tout de même…) ont pratiqué une sous-médecine dans les campagnes françaises.

Les officiers de santé. [34]

Historique

Il convient de rappeler que la Constituante avait voté la suppression des corporations, Loi d'Allarde de mars 1791 et celle Le Chapelier de juin 1791 supprimant toute *coalition de citoyens de même profession* avait de facto fermé les écoles de médecine et les universités ; et par tant plus de diplômés.

Les décrets de la Convention des 28 juin et 8 juillet 1793 relatifs *à l'organisation des secours à accorder annuellement aux enfants, aux vieillards et aux indigents* **vont créer un corps d'officiers de santé**. Le texte précise qu'il *sera établi près de chaque agence un officier de santé chargé du soin de visiter à domicile et gratuitement tous les individus secourus par la nation, d'après la liste qui lui sera remise annuellement par l'agence.* Ces décrets très humanistes ont permis la pratique de la médecine sans distinction de diplôme, ce qui va induire une confusion au sein de la population et faire progresser la désertification médicale des campagnes et le charlatanisme.

C'est pourquoi la loi du 4 décembre 1794 rétablira l'enseignement de la médecine dans les trois villes de Paris, Strasbourg et Montpellier pour former soit des officiers de santé dirigés vers les armées après une courte formation soit des docteurs en médecine.

La loi du 19 ventôse XI, 10 mars 1803, réorganise la médecine et instaure le monopole et la médecine à deux vitesses, partageant l'exercice en deux formations, les officiers de santé voués à l'exercice du plus grand nombre c'est-à-dire les campagnes et les docteurs en médecine exerçant en ville pour les plus aisés. Le rapporteur de la loi, Fourcroy regrettait cette dichotomie rendue nécessaire du fait de l'obligation de pourvoir aux besoins de l'armée et de protéger les populations civiles soumises à l'exercice illégal de charlatans *et médicastres et sauvegarder les situations acquises*. Dès lors, nul ne put exercer la médecine ou la chirurgie sans avoir été reçu docteur sauf dans les campagnes déshéritées où les officiers *de santé* créés comme palliatif pratiquèrent avec un bonheur inégal jusqu'en 1892.

Ce mode d'exercice avait toujours été considéré comme un pis-aller né de la nécessité des campagnes militaires révolutionnaires puis impériales. La loi du 30 janvier 1892 supprima ce mode d'exercice tombé en disgrâce : ils n'étaient plus que 2214 en 1891.

Tout cela aboutit à l'article premier et unique du titre 1er de la loi, sur les *"conditions de l'exercice de la médecine" : "Nul ne peut exercer la médecine en France s'il n'est muni d'un diplôme de docteur en médecine..."*. Ses titres II et III concernent l'exercice de la profession de dentiste (art. 2) et de la profession de sage-femme (art.3 et 4) sur lesquelles nous n'insisterons pas pour en venir au titre IV concernant les *"conditions communes à l'exercice de la médecine, de l'art dentaire et de la profession de sage-femme"*. L'article 5 précise les conditions d'exercice des praticiens diplômés à l'étranger, l'article 6 celles des remplacements des médecins. (Déjà : note de la rédaction.)

Le monopole médical a régné ensuite pendant plus d'un siècle, toutefois en même temps on assiste à la fin de **l'omni valence du diplôme** (1984) du fait de l'émergence progressive des spécialités, un temps compatible avec l'exercice de la médecine générale — les anciennes *compétences* – puis bientôt exclusives et attestées par décisions ordinales sur dossiers. Puis c'est l'université qui décerne en même temps, et ce, jusqu'en 2020, à la fois, le diplôme de doctorat et la spécialité exclusive, la médecine générale elle-même étant devenue spécialité.

Toutefois une exception de taille va grignoter le monopole de l'exercice médical, la loi 2002-303 en son article 75 avait stipulé : ***l'usage professionnel du titre d'ostéopathe ou de chiropraticien*** *est réservé aux personnes titulaires d'un diplôme sanctionnant une formation spécifique...* C'était la première entorse comme on l'a vu plus haut.

Les délégations de pouvoirs

Transfert ou délégation : La confusion des termes est fréquente même chez ceux censés s'en soucier, médecins comme juristes. Le **transfert** est l'acte par lequel on déclare transporter à un autre la propriété d'une action [Littré]. En l'occurrence conférer à un autre professionnel de santé le droit à tel acte jusqu'ici réservé au seul médecin.

Le **transfert intégral** donne à penser que le médecin en soit dépossédé ce qui n'est pas apparu exception faite des spécialisations médicales qui ont supprimé l'omni valence du diplôme de docteur en médecine, mais c'est une autre histoire.

Le **transfert partiel** laissant le médecin et le professionnel de santé tous deux disposant du même droit en toute indépendance.

Alors que **la délégation** c'est la commission qui donne à un professionnel de santé le droit d'agir au nom d'un médecin ce qui suppose une responsabilité partagée et le droit de regard conservé par le médecin.

Le rapport Berland en 2003 [35] l'idée n'est donc pas nouvelle et il avait secoué en son temps les arcanes de la profession. A l'époque c'est sur transfert ou délégation que la controverse avait achoppé. Il semble que ce débat soit désormais apaisé. Entre temps le nombre de généralistes est passé de 96 901 en 2002 (DREES) à 88 137 en 2017 (CNOM) et même seulement 55 908 en activité régulière de premier recours en 2019 (CNOM). Est-ce donc bien toujours de délégations qu'il va s'agir ?

Faut-il écouter le Pr V.... ex-urologue, un peu agité du bocal : *il faut multiplier les transferts de tâches, et pas deux ou trois tâches à la con que mes confrères ne veulent pas faire*. Il ne s'agit plus là de délégation, mais de transfert. Il dit bien connaitre les généralistes. Il n'est en rien sûr qu'il ne s'agisse que *de tâches à la con*. Merci confrère pour les patients et les soignants. Ainsi parler et plus encore le penser ! On croit rêver.

La raison d'être de ce statut c'est le constat que malgré l'augmentation des médecins sur le territoire, les généralistes diminuent, et que l'inadéquation de la présence du médecin traitant, sur l'ensemble du territoire – les déserts médicaux — se confirme. La tendance persiste à la baisse des vocations de généralistes **un sur quatre aujourd'hui (55 908 sur 217 402 en 2019)**, et leurs souhaits préférentiels du salariat ou d'un exercice moins intensif.

Parallèlement la population à soigner augmente et vieillit ce qui va multiplier **les pathologies chroniques [36]** nécessitant surveillance prévention et éducation thérapeutique plutôt qu'une diagnose. Et les diabétologues, gériatres, psychiatres et autres cardiologues le confirment.

Cette idée a concerné et concerne toujours les auxiliaires les plus nombreux à savoir le monde infirmier : c'est une population où l'intérêt pour les autres perdure et souvent le lieu où des rêves de médecin se sont évanouis pour diverses raisons. Il est bienvenu que les projets de réforme des études médicales veuillent accueillir un contingent provenant de ce milieu.

Le recours aux pharmaciens est moins ancien à la fois motivé par l'implantation territoriale généralisée des officines, mais aussi par une compétence initiale de qualité et aussi peut-être venir en aide aux petites pharmacies dans les territoires difficiles.

LES PHARMACIENS PRESCRIPTEURS : Entrée en vigueur le 1er mars 2019

La loi autorise aux pharmaciens la pratique de la vaccination d'abord contre la grippe saisonnière. Ils peuvent renouveler périodiquement des traitements chroniques ou modifier la posologie : la vaccination est un transfert de tâche en ce sens qu'elle peut être pratiquée sans l'avis du médecin traitant alors que le renouvellement des traitements est une délégation de tâche.

L'article 59 de la loi n° 2018-1203 du 22 décembre 2018 de financement de la sécurité sociale pour 2019] a ouvert : *aux pharmaciens d'officine la possibilité d'effectuer les vaccinations dont la liste est fixée par arrêté du ministre chargé* *de la santé pris après avis de la Haute Autorité de santé. Pour 2019, cette liste limite l'acte à l'administration de la vaccination contre la grippe saisonnière aux personnes majeures, ciblées par les recommandations vaccinales en vigueur, à l'exception des personnes présentant des antécédents de réaction allergique sévère à l'ovalbumine ou à une vaccination antérieure.*

En outre selon cet article : *ils peuvent à la demande du médecin ou avec son accord,* ***renouveler périodiquement des traitements chroniques, ajuster, au besoin, leur posologie*** *et effectuer des bilans de médications destinés à en optimiser les effets ;*

... Peuvent proposer des conseils et prestations destinés à favoriser l'amélioration ou le maintien de l'état de santé des personnes...

Le décret n° 2019-357 du 23 avril 2019 relatif à la vaccination par les pharmaciens d'officine :

Met en place le régime de déclaration de l'activité de vaccination dans les pharmacies auprès des directeurs généraux des agences régionales de santé.

Fixe également les modalités de traçabilité de la vaccination par les pharmaciens et de transmission des informations au médecin traitant.

Un honoraire de vaccination a été créé par l'avenant 16 de la convention pharmaceutique (**6,30 €** HT en France métropolitaine et **6,60 €** HT pour les départements et les collectivités d'outre-mer). On remarquera que pratiquée par un médecin lors d'une consultation à 25 € la différence est considérable. D'autre part la loi sous réserve d'arrêtés envisage d'autoriser d'autres vaccinations.

Dès lors et les pharmaciens l'ont bien compris ils devront préalablement à une vaccination non prescrite par un médecin **réaliser une consultation** qui va prendre du temps pour vérifier que le vaccinable est bien celui qu'il dit, et qu'il entre dans la catégorie visée et ainsi engager leur responsabilité : des honoraires leur paraîtront justifiés. On voit se profiler un nouvel exercice de la médecine jusqu'alors illégal.

L'article 30 de la loi du 24 07 2019 : Entrée en vigueur le 1er janvier 2020.

La loi autorise désormais le pharmacien à délivrer certains médicaments *…Les pharmaciens peuvent, dans le cadre de protocoles inscrits dans le cadre d'un exercice coordonné délivrer pour certaines pathologies, et dans le respect des recommandations de la Haute Autorité de santé, des médicaments dont la liste est fixée par arrêté, pris après avis de la Haute Autorité de santé.*

Un décret fixe les conditions de formation préalable des pharmaciens et les modalités d'information du médecin traitant.

De même... *le pharmacien peut, en cas de rupture de stock d'un médicament d'intérêt thérapeutique majeur remplacer le médicament prescrit par un autre médicament conformément à la recommandation établie, après consultation des professionnels de santé et des associations d'usagers du système de santé agréées, par l'Agence nationale de sécurité du médicament et des produits de santé et publiée sur son site internet .*

Lorsque le pharmacien procède au remplacement du médicament prescrit, il inscrit le nom du médicament qu'il a délivré sur l'ordonnance et informe le prescripteur de ce remplacement.

On notera qu'ici s'il s'agit de délivrance de médicaments, spécificité du pharmacien, qui consiste à remplacer un médicament prescrit par le médecin et à le remplacer par un autre en cas de rupture de stock — un princeps par un générique — cela fonctionnait déjà. En revanche lorsque sera délivré *un médicament d'intérêt thérapeutique majeur,* les *modalités d'information du médecin traitant* paraissent essentielles. Transfert ou délégation peu importe l'intérêt du patient est primordial.

AUXILIAIRES MEDICAUX PRESCRIPTEURS

Les infirmières et infirmiers

Est considérée comme exerçant la profession d'infirmière ou d'infirmier toute personne qui donne habituellement des soins infirmiers sur prescription ou conseil médical, ou en application du rôle propre qui lui est dévolu. L'infirmière ou l'infirmier participe à différentes actions, notamment en matière de prévention, d'éducation de la santé et de formation ou d'encadrement.

Depuis la loi du 19/12/2007, l'infirmière ou l'infirmier **pouvait effectuer certaines vaccinations, sans prescription médicale**, dont la liste, les modalités et les conditions de réalisation sont fixées par décret en Conseil d'État, pris après avis de la Haute Autorité de santé.

Depuis la loi du 21/07/2009. L'infirmière ou l'infirmier **était autorisé à renouveler les prescriptions,** datant de moins d'un an, de **médicaments contraceptifs oraux**, sauf s'ils figurent sur une liste fixée par arrêté du ministre chargé de la santé, sur proposition de l'Agence nationale de sécurité du médicament et des produits de santé, pour une durée maximale de six mois, non renouvelable. Cette disposition est également applicable aux infirmières et infirmiers exerçant dans les établissements de PMI, de planification familiale et d'enseignement.

Depuis la loi du 24/07/2019, dans un protocole inscrit dans le cadre d'un exercice coordonné, et dans des conditions prévues par décret, l'infirmier ou l'infirmière **est autorisé à adapter la posologie de certains traitements pour une pathologie donnée.** La liste de ces pathologies et de ces traitements est fixée par arrêté du ministre chargé de la santé pris après avis de la Haute Autorité de santé. Cette adaptation ne peut avoir lieu que sur la base des résultats d'analyses de biologie médicale, sauf en cas d'indication contraire du médecin, et sous réserve d'une information du médecin traitant désigné par le patient.

Un arrêté des ministres chargés de la santé et de la sécurité sociale fixe **la liste des dispositifs médicaux** que les infirmiers, lorsqu'ils agissent sur prescription médicale, peuvent prescrire à leurs patients sauf en cas d'indication contraire du médecin et sous réserve, pour les dispositifs médicaux pour lesquels l'arrêté le précise, d'une information du médecin traitant désigné par leur patient. L'infirmier ou l'infirmière peut prescrire des substituts nicotiniques, des solutions et produits antiseptiques ainsi que du sérum physiologique à prescription médicale facultative.

Les orthoptistes

La pratique de l'orthoptie comporte la promotion de la santé, la prévention, le bilan orthoptique et le traitement des altérations de la vision fonctionnelle sur les plans moteur, sensoriel et fonctionnel ainsi que l'exploration de la vision. L'orthoptiste pratique son art sur prescription médicale ou, dans le cadre notamment du cabinet d'un médecin ophtalmologiste, sous la responsabilité d'un médecin.

Il dépiste, évalue, rééduque, réadapte et explore les troubles de la vision, du nourrisson à la personne âgée. Il participe à la prévention des risques et incapacités potentiels.

Il exerce son activité en toute indépendance et en pleine responsabilité, conformément aux règles professionnelles prévues au 1° de l'article L. 4342-7.

Dans le cadre des troubles congénitaux ou acquis, l'orthoptiste met en œuvre les techniques et les savoir-faire les plus adaptés à l'évaluation et au traitement orthoptique du patient et participe à leur coordination. Son intervention contribue notamment au développement et au maintien de l'autonomie et à la qualité de vie du patient.

L'orthoptiste peut **prescrire ou, sauf indication contraire du médecin**, **renouveler** les prescriptions médicales des dispositifs médicaux d'orthoptie dont la liste est fixée par arrêté des ministres chargés de la santé et de la sécurité sociale pris après avis de l'Académie nationale de médecine.

Il peut adapter, dans le cadre d'un renouvellement, les prescriptions médicales initiales des verres correcteurs et des lentilles de contact oculaire, sauf opposition du médecin.

L'orthoptiste peut réaliser les séances d'apprentissage à la manipulation et à la pose des lentilles.

Il peut également concourir à la formation initiale et continue ainsi qu'à la recherche.

La définition des actes d'orthoptie et les conditions de l'adaptation prévue au septième alinéa sont précisées par un décret en Conseil d'État pris après avis de l'Académie nationale de médecine.

Les kinésithérapeutes

Dans l'exercice de son art, seul le masseur-kinésithérapeute est habilité à utiliser les savoirs disciplinaires et les savoir-faire associés d'éducation et de rééducation en masso-kinésithérapie qu'il estime les plus adaptés à la situation et à la personne, dans le respect du code de déontologie.

La définition des actes professionnels de masso-kinésithérapie, dont les actes médicaux prescrits par un médecin, est précisée par un décret en Conseil d'État, après avis de l'Académie nationale de médecine.

Depuis la loi du 26/01/2016. Lorsqu'il agit dans un but thérapeutique, le masseur-kinésithérapeute *pratique son art sur prescription médicale et* ***peut adapter****, sauf indication contraire du médecin,* ***dans le cadre d'un renouvellement,*** *les prescriptions médicales initiales d'actes de masso-kinésithérapie datant de moins d'un an, dans des conditions définies par décret.*

Il peut prescrire*, sauf indication contraire du médecin, les* ***dispositifs médicaux nécessaires*** *à l'exercice de sa profession. La liste de ces dispositifs médicaux est fixée par arrêté des ministres chargés de la santé et de la sécurité sociale, après avis de l'Académie nationale de médecine.*

En cas d'urgence et en l'absence d'un médecin, le masseur-kinésithérapeute est habilité à accomplir les premiers actes de soins nécessaires en masso-kinésithérapie. Un compte rendu des actes accomplis dans ces conditions est remis au médecin dès son intervention. Les masseurs-kinésithérapeutes peuvent prescrire des substituts nicotiniques.

La pratique avancée

Nouveau statut hybride entre médecin et infirmier, la "*pratique avancée*" va permettre aux infirmiers de réaliser des actes jusque-là dévolus aux seuls médecins ; elle justifie du niveau master soit bac + 5. Elle va marquer une étape importante dans le partage du monopole d'exercice médical.

Ce statut est créé par l'article L4301-1 : dans la loi 2016-41 du 26 janvier 2016

Les auxiliaires médicaux relevant des titres Ier à VII **37** *du présent livre* ***peuvent exercer en pratique avancée :***

1° au sein d'une équipe de soins primaires coordonnée par ***le médecin traitant*** *ou d'une équipe de soins d'un centre médical du service de santé des armées coordonnée par un médecin des armées ;*
2° au sein ***d'une équipe de soins*** *en établissements de santé, en établissements médico-sociaux ou en hôpitaux des armées* ***coordonnée par un médecin*** *;*
3° en ***assistance d'un médecin spécialiste****, hors soins primaires, en pratique ambulatoire.*

En tout état de cause il s'agit bien là **d'une délégation** qui reste contrôlée par un praticien. On note que si le statut d'infirmier sera le plus souvent en cause eu égard au nombre de diplômés il est plausible pour tous les auxiliaires médicaux cités plus haut.

Un décret en Conseil d'État*, pris après avis de l'Académie nationale de médecine et des représentants des professionnels de santé concernés, définit pour chaque profession d'auxiliaire médical :*

1° les domaines d'intervention en pratique avancée qui peuvent comporter :

a) Des activités d'orientation, d'éducation, de prévention ou de dépistage ;

b) Des actes d'évaluation et de conclusion clinique, des actes techniques et des actes de surveillance clinique et paraclinique ;

c) Des prescriptions de produits de santé non soumis à prescription médicale obligatoire, des prescriptions d'examens complémentaires et des renouvellements ou adaptations de prescriptions médicales ;

2° les conditions et les règles de l'exercice en pratique avancée.

Peuvent exercer en pratique avancée les professionnels mentionnés au **[37]** *qui justifient d'une* ***durée d'exercice minimale de leur profession*** *et* ***d'un diplôme de formation en pratique avancée*** *délivré par une université habilitée à cette fin.*

Sont tenues de se faire enregistrer auprès du service ou de l'organisme désigné à cette fin par le ministre chargé de la santé, avant un exercice professionnel, les personnes ayant obtenu un titre de formation requis pour l'exercice en pratique avancée.

La nature du diplôme, la durée d'exercice minimale de la profession et les modalités d'obtention du diplôme et de reconnaissance des qualifications professionnelles des ressortissants européens sont définies par décret.

Toute université assurant une formation conduisant à la délivrance du diplôme de formation en pratique avancée doit avoir été habilitée à cet effet sur le fondement d'un référentiel de formation défini par arrêté conjoint des ministres chargés de la santé et de l'enseignement supérieur, dans le cadre de la procédure d'accréditation de son offre de formation.

Les règles professionnelles et éthiques de chaque profession, ainsi que celles communes à l'ensemble des professionnels de santé, notamment celles concernant ***le respect du secret professionnel et au droit à l'information,*** *demeurent applicables sous réserve, le cas échéant, des dispositions particulières ou des mesures d'adaptation nécessaires prises par décret en Conseil d'État.*

Le professionnel agissant dans le cadre de la pratique avancée est ***responsable des actes*** *qu'il réalise dans ce cadre.*

La pratique avancée vise à répondre aux nouveaux enjeux d'un **système de santé en mutation**. Elle identifie des compétences, **relevant réglementairement du champ médical**, des connaissances et des modalités de travail interprofessionnelles nécessaires pour **pratiquer des soins de santé à un niveau avancé** par rapport aux compétences reconnues à un métier socle. Elle est fondatrice d'une nouvelle forme d'exercice et donc d'une approche complémentaire et non substitutive.

La priorité donnée à la **pratique avancée infirmière** en raison : du nombre important de professionnels intégrés dans les équipes de soins, du rôle pivot qu'ils assurent dans la prise en charge globale du patient, d'une approche déjà expérimentée par certains professionnels infirmiers dans leur relation avec les équipes médicales. Une étape essentielle, car fortement symbolique et fondatrice

Une étape qui appelle des déclinaisons vis-à-vis d'autres pratiques avancées dans le champ des professions couvertes par L. 4301-1 du Code de la santé publique.

La pratique avancée vise un double objectif : **améliorer l'accès aux soins ainsi que la qualité des parcours** des patients en réduisant la charge de travail des médecins sur des pathologies ciblées.

En outre, la pratique avancée favorise la diversification de l'exercice des professionnels paramédicaux et débouche sur le développement des compétences vers un haut niveau de maitrise. Le travail de l'infirmier en pratique avancée (IPA) sera donc pleinement reconnu.

Le décret précise que la pratique avancée recouvre :

– des activités d'orientation, d'éducation, de prévention ou de dépistage

– des actes d'évaluation et de conclusion clinique, des actes techniques et des actes de surveillance clinique et para clinique

– des prescriptions de produits de santé non soumis à prescription médicale, des prescriptions d'examens complémentaires, des renouvellements ou adaptations de prescriptions médicales "

Concrètement, à la différence des infirmiers classiques, ces infirmiers de pratique avancée *pourront par exemple*

renouveler des prescriptions *ou* ***se charger du suivi de patients atteints de maladies chroniques****, ce qu'ils ne pouvaient pas faire jusque-là*, selon Thierry Amouroux, porte-parole du Syndicat national des Professionnels infirmiers (SNPI). On peut aussi ajouter à cela **la prescription d'examens complémentaires**, comme une prise de sang par exemple. L'idée est de " *résorber des* ***problèmes localisés d'accès aux soins*** *dans un contexte de tension démographique des professionnels médicaux*"

Quelques réflexions sur ce nouvel exercice prescripteur.

Le mode d'exercice... il apparaît clairement que cette pratique s'exercera le plus souvent dans le cadre salarié quel que soit l'employeur, médecin traitant ou spécialiste, établissement de santé, médicosocial y compris militaire. Mais il n'apparaît pas d'incompatibilité réglementaire à l'exercice en libéral pour autant que les domaines d'intervention définis par la loi seront respectés de même que les règles professionnelles et éthiques.

Ainsi, les IPA peuvent exercer :

– Soit en ambulatoire : au sein d'une équipe de soins primaires coordonnée par le médecin (par exemple en maison ou centre de santé) ou de l'équipe de soins d'un centre médical du service de santé des armées coordonnée par un médecin des armées

En assistance d'un médecin spécialiste, hors soins primaires

– Soit en établissement de santé, en établissement médico-social ou dans un hôpital des armées, au sein d'une équipe de soins coordonnée par un médecin.

Trois domaines d'intervention sont définis dans un 1er temps, car déjà fonctionnels : Les pathologies chroniques stabilisées et les poly- pathologies courantes en soins primaires. L'oncologie et l'hémato-oncologie. La maladie rénale chronique, la dialyse, la transplantation rénale.

La formation. L'enseignement de cette nouvelle pratique est assuré par l'université. Le pré requis est de 3 ans minimum d'exercice de la profession d'infirmier. La formation est organisée par une année de tronc commun puis d'une seconde année centrée sur les enseignements en lien avec la mention choisie. Sont acquises des connaissances théoriques, le savoir-faire aux prises de décisions complexes, de même que les compétences cliniques indispensables.

Afin d'exercer dans le ou les domaines d'intervention définis, l'IPA devra avoir validé la ou les mentions correspondantes.

. Elle est sanctionnée par le diplôme d'État d'infirmier(e) en pratique avancée qui confère le grade universitaire de master.

Pour la rentrée 2019, les ministères de la Santé et de l'Enseignement supérieur visent au moins une formation ouverte par région.

Les relations contractuelles seront clairement définies avec le ou les médecins délégants.

Pour les exercices salariés : Article CSP R4312-66 :*L'exercice habituel de la profession d'infirmier, sous quelque forme que ce soit, au sein d'une administration de l'État, d'une collectivité territoriale ou d'un établissement public* ***fait l'objet d'un contrat écrit, hormis les cas où le professionnel a la qualité d'agent titulaire*** *de l'État, d'une collectivité territoriale ou d'un établissement public ainsi que dans les cas où il est régi par des dispositions législatives ou réglementaires qui ne prévoient pas la conclusion d'un contrat.*

De même pour l'exercice libéral : Article CSP R4312-73 : — *Tout contrat ou avenant ayant pour objet l'exercice de la profession est établi par écrit. Toute association ou société à objet professionnel fait l'objet d'un contrat écrit. Ces contrats doivent respecter l'indépendance de chaque infirmier. Cette obligation est valable également pour les autres auxiliaires médicaux* (articles CSP R4321-127 et 128 pour les kinésithérapeutes notamment).

Le médecin délégant de son côté doit déclarer. Article CSP L4113-9 : *Les médecins, les chirurgiens-dentistes et les sages-femmes en exercice, ainsi que les personnes qui demandent leur inscription au tableau de l'ordre des médecins, des chirurgiens-dentistes ou des sages-femmes doivent communiquer au conseil départemental de l'ordre dont ils relèvent les contrats et avenants ayant pour objet l'exercice de leur profession.*

La responsabilité. Elle est explicitement soulignée dans la loi : *le professionnel agissant dans le cadre de la pratique avancée est* ***responsable des actes*** *qu'il réalise dans ce cadre.*

En tout état de cause cette activité engage la responsabilité personnelle des pratiquants justifiant d'une assurance responsabilité civile professionnelle selon deux articles :

– Article CSP L1142-2. *Les professionnels de santé* ***exerçant à titre libéral****, les établissements de santé, services de santé et organismes mentionnés à l'article L. 1142-1, et toute autre personne morale, autre que l'État, exerçant des activités de prévention, de diagnostic ou de soins… sont tenus de* ***souscrire une assurance*** *destinée à les garantir pour leur responsabilité civile ou administrative susceptible d'être engagée en raison de dommages subis par des tiers et résultant d'atteintes à la personne, survenant dans le cadre de l'ensemble de cette activité…*

L'assurance des établissements*, services et organismes mentionnés au premier alinéa couvre leurs salariés agissant dans la limite de la mission qui leur a été impartie, même si ceux-ci disposent d'une indépendance dans l'exercice de l'art médical.*

En cas de manquement à l'obligation d'assurance prévue au présent article, l'instance disciplinaire compétente peut prononcer des sanctions disciplinaires.

– Article CSP L1142-1. *Hors le cas où leur responsabilité est encourue en raison d'un défaut d'un produit de santé, les professionnels de santé mentionnés à la quatrième partie du présent code, ainsi que tout établissement, service ou organisme dans lesquels sont réalisés des actes individuels de prévention, de diagnostic ou de soins ne sont responsables des conséquences dommageables d'actes de prévention, de diagnostic ou de soins* ***qu'en cas de faute.*** *Les établissements, services et organismes susmentionnés sont responsables des dommages résultant d'infections nosocomiales, sauf s'ils rapportent la preuve d'une cause étrangère.*

Indépendance professionnelle. L'indépendance est attestée dans l'article suscité CSP L 1142-2 : ... *Même si ceux-ci disposent d'une indépendance dans l'exercice de l'art médical.* Et d'une façon plus générale, le code de déontologie des infirmiers le souligne **[38]**

Article R4312-6 : *L'infirmier ne peut aliéner son indépendance professionnelle sous quelque forme que ce soit.*

Article R4312-32 : *L'infirmier est personnellement responsable de ses décisions ainsi que des actes professionnels qu'il est habilité à effectuer. Il ne doit pas exercer sa profession dans des conditions qui puissent compromettre son indépendance, la qualité des soins ou la sécurité des personnes prises en charge.*

Conflit d'intérêts.[39] Le professionnel de santé faut-il le rappeler est consubstantiellement en permanent conflit entre sa mission et ses intérêts professionnels : son indépendance, sa responsabilité personnelle et son adhésion au code de déontologie sont les garants de ses décisions.

Le premier Code de Déontologie médicale fut promulgué en 1947. Depuis les professions de santé se sont dotées d'un ordre professionnel, celui des infirmiers est le plus récent, et d'un code de déontologie.

Quelques définitions

L'intérêt c'est l'attachement exclusif à ce qui est avantageux pour soi en particulier l'argent. Le Littré le définit comme le sentiment égoïste qui nous attache à notre utilité particulière.

Les liens d'intérêts du médecin, du pharmacien, du professionnel de santé qui pourraient entacher le caractère objectif et indépendant de son intervention sont ceux qui lui permettent d'accéder à un **avantage**, direct ou non, qui peut ou non être en rapport avec l'exercice de sa profession.

Ces liens d'intérêt sont constitués notamment par tout lien financier direct ou indirect avec une entreprise, française ou étrangère, commercialisant un produit relatif à la santé qu'il s'agisse de médicaments, d'appareils de diagnostic ou de traitement.

Les liens *directs* recouvrent l'intéressement à une de ces entreprises (telle la possession d'actions), la perception d'honoraires ou de salaires versés par une de ces firmes (rémunérations de conseils, de travaux scientifiques ou non, de conférences, d'études ou de travail régulier…) c'est surtout le cas pour les médecins ou les pharmaciens, mais aussi la prise en charge de frais qui incombent habituellement au professionnel (repas, hébergements, déplacements, abonnements à une ou plusieurs revues, achats de livres, inscriptions à un ou des congrès…)... Il peut s'agir et c'est souvent le cas d'intérêts financiers, mais tout aussi bien doivent être considérées les notions de concurrence ou de souhaits de promotion, de prix, de désir de prestige, de pouvoir, de décorations, de célébrité dans les médias... qui, légitimes en elles-mêmes, peuvent venir éclipser les valeurs essentielles de la profession.

Les liens *indirects* recouvrent les mêmes avantages, à la seule différence qu'ils bénéficient non pas au praticien lui-même, mais aussi à son entourage familial, professionnel, associatif voire sexuel, politique ou confessionnel.

Les liens d'intérêt sont constamment possibles dans l'exercice en santé, quel qu'en soit le statut, même bénévole ou humanitaire.

Le conflit d'intérêt : apparaît quand « *une situation dans laquelle le jugement professionnel concernant une valeur essentielle (bien du patient ...) est susceptible d'être influencée de manière excessive par un intérêt secondaire (et personnel) comme le gain financier* ».

Le mot " **susceptible**" indique que le conflit d'intérêt est un fait plus qu'un comportement et comme l'énonçait **Carré.[40]** *Il n'existe pas seulement quand le jugement a clairement été influencé, mais aussi quand il pourrait être influencé et même quand il pourrait être perçu comme ayant été influencé.*

Le conflit d'intérêt est une notion qui devient prégnante depuis quelques années. On conçoit bien que le fait pour une personne de prescrire médicaments ou produits de santé, d'adresser un patient à tel ou tel sans l'avis de la personne ou pour des raisons d'intérêt puisse exposer à des sanctions disciplinaires, voire pénales.

La nouvelle loi anti-cadeau. Art. CSP L. 1453-3. - *Est interdit le fait, pour les personnes mentionnées à l'article L. 1453-4,* ***de recevoir des avantages en espèces ou en nature,*** *sous quelque forme que ce soit, d'une façon directe ou indirecte, proposés ou procurés par les personnes mentionnées à l'article L. 1453-5.*

Les **professionnels concernés par cette interdiction**

Les personnes exerçant une profession de santé réglementée

Les ostéopathes et les chiropraticiens et les psychothérapeutes

Les étudiants en formation initiale se destinant à l'exercice de l'une des professions précitées

Les personnes en formation continue ou suivant une action de développement professionnel continu des mêmes professions

Les associations qui regroupent des personnes mentionnées ci-dessus notamment les sociétés savantes et les conseils nationaux professionnels

Les personnes susceptibles de procurer ces avantages interdits

Toute personne produisant ou commercialisant des produits mentionnés au II de l'article L. 5311-1: pris en charge par les régimes obligatoires de sécurité sociale qui sont nombreux et variés : médicaments, substances utilisées en médecine, huiles essentielles et plantes médicinales, dispositifs médicaux, certains logiciels et dispositifs de biologie, etc.

. **Voir en annexe** les textes d'application de la pratique avancée.

CHAPITRE III

L'informatique pour mieux soigner

Le dossier médical partage

Le dossier médical partagé (DMP avant 2015 : dossier médical personnel) est un carnet de santé numérique qui a pour but de conserver, sécuriser et mettre à disposition des professionnels de santé, avec l'accord préalable du patient, des informations médicales le concernant (antécédents médicaux, résultats de laboratoire d'analyses, imagerie, traitements en cours) en provenance d'autres professionnels de santé (généralistes, spécialistes, personnel infirmier ou hospitalier) définissant un profil médical de chaque patient.

C'est un projet public lancé en France par le ministère de la Santé, **loi 2004-810 du 13 août 2004** relative à l'assurance maladie visant à ce que chaque Français dispose **d'un dossier médical informatisé** reprenant toutes les données médicales du patient. Il permet de les partager avec les professionnels de santé de son choix, qui en ont besoin pour le soigner.

En avril 2013, la ministre Marisol Touraine parle dorénavant d'un **DMP 2**. Le 13 avril 2015, l'article 25 de la loi de santé confie le dossier à la CNAMTS en lieu et place de l'ASIP, dans cet article le DMP est rebaptisé « partagé » et non plus « personnel », le décret d'application paraît le 05 juillet.

Cette évolution législative prévoit notamment :

Un transfert du dossier à la CNAMTS.

La possibilité pour les assurés sociaux d'ouvrir directement leur DMP.

L'intégration des données de remboursement

Une fonctionnalité *blue button* permettant au patient de récupérer l'ensemble des données en un clic

Il est officiellement disponible pour tous à partir du 6 novembre 2018 à la suite d'une annonce de la ministre de la Santé, Agnès Buzyn.

La loi relative à l'organisation et à la transformation du système de santé prévoit **l'ouverture automatique** du dossier médical partagé pour les personnes nées après juin 2021 et sa consultation par les professionnels de la santé du travail.

L'accès au DMP est hautement sécurisé.

Toutes les données de santé sont stockées sur un serveur hautement sécurisé, agréé par le ministère de la Santé. Les informations contenues dans le DMP peuvent être utilisées uniquement pour l'amélioration du suivi médical. Toute autre utilisation est interdite. À chaque instant, le patient contrôle l'accès à ses données. Il peut ajouter ou masquer lui-même un document, supprimer une autorisation, bloquer un professionnel de santé et même décider à tout moment de supprimer son DMP.

Le DMP relève du secret médical. Hormis le patient, seuls les professionnels de santé autorisés (médecin traitant, infirmier, pharmacien…) peuvent le consulter et chacun en fonction de leur profession et de leur spécialité.

Le médecin traitant dispose cependant de droits particuliers : il peut accéder à l'ensemble des informations qui y sont regroupées, même celles qui ont été masquées par le patient.

Le DMP n'est pas obligatoire et n'a aucun impact sur les remboursements.

L'accès d'urgence au DMP peut s'avérer particulièrement utile : un professionnel de santé peut devoir agir vite. Lors d'un appel au SAMU Centre 15, le médecin régulateur pourra alors accéder au DMP du patient. Si l'état de santé présente un risque immédiat : un professionnel de santé pourra accéder à votre DMP. Cette situation est appelée « accès en mode bris de glace ». Une trace de tous ces accès en urgence figure dans votre DMP. Le patient peut modifier cet accès à tout moment depuis les paramètres de son compte.

Autres garanties : À tout moment, le patient peut mettre fin à l'autorisation d'accès d'un professionnel de santé (sauf le médecin traitant qui a toujours accès à toutes les données) ; fermer son DMP (les données seront alors conservées pendant 10 ans) ; demander une copie de son Dossier médical partagé sur support papier ou en version dématérialisée sur CD.

Ni la médecine du travail, ni les mutuelles et assurances, ni les banques, ni l'employeur ne peuvent accéder au Dossier médical partagé. Enfin, tout accès à votre DMP par un professionnel de santé non autorisé **constituerait un délit passible d'une peine d'emprisonnement et d'une amende.**

Responsabilité de la CNAM

En sa qualité de responsable de traitement, la Cnam a pris toutes les mesures utiles pour assurer la sécurité du DMP. Tout dysfonctionnement remarqué tenant au contenu du DMP devant être signalé à la Cnam [à l'aide du formulaire de demande d'assistance disponible sur le site en ligne]

La Cnam dégage toute responsabilité en cas de :

De survenance d'un événement de force majeure ayant un impact sur le service DMP ;

De problèmes liés au réseau internet ou au réseau de l'opérateur téléphonique de l'utilisateur ;

De pannes ou dommages résultant des équipements des utilisateurs du service ou encore de la contamination de leur système informatique par des virus, attaques et malveillances de tiers ;

D'une utilisation du service DMP non conforme aux présentes conditions générales d'utilisation.

La Cnam ne saurait être tenue responsable des conséquences liées à une absence de disponibilité du service pour l'un des motifs mentionnés ci-dessus.

On voit donc que l'absence de disponibilité du service puisse survenir de même qu'une utilisation du service non conforme. Mais ...

Les données a caractère personnel sont protégées.

Le DMP contient des données de santé à caractère personnel, couvertes à ce titre par le secret professionnel dans les conditions prévues aux articles L. 1110-4 du code de la santé publique dont la violation est réprimée par l'article 226-13 du Code pénal.

La Cnam est **le responsable du traitement des données** au sens de la loi n° 78-17 du 6 janvier 1978 (relative *à l'informatique, aux fichiers et aux libertés modifiées*). À ce titre, elle s'engage à prendre toutes précautions utiles au regard de la nature des données et des risques présentés par le traitement pour préserver la sécurité des données et, notamment, empêcher qu'elles soient déformées, endommagées ou que des tiers non autorisés y aient accès.

Les utilisateurs du service sont informés qu'ils ne peuvent, conformément à l'article 38 de la même loi, sauf motif légitime, **s'opposer après la création du DMP** à ce que les professionnels de santé y versent les informations utiles à la prévention, la continuité et la coordination des soins qui lui sont ou seront délivrés.

Les mêmes utilisateurs du service accèdent directement aux données contenues dans le DMP en utilisant leurs propres moyens d'identification et d'authentification. Ils peuvent également y accéder : par l'intermédiaire d'un professionnel de santé autorisé à accéder au DMP ; par l'intermédiaire de l'hébergeur visé à l'article L. 1111-14 du code de la santé publique en remplissant le formulaire prévu à cet effet.

De même,, ils peuvent rectifier les informations qu'ils ont consignées dans le DMP en utilisant leurs propres moyens d'identification et d'authentification.

Pour les autres informations, le droit de rectification s'exerce auprès du professionnel de santé autorisé à accéder au DMP et identifié dans le DMP comme l'auteur de l'information à rectifier.

Les utilisateurs du service sont également informés qu'ils ne peuvent directement supprimer les données reportées par un professionnel de santé dans le DMP. Ils peuvent, néanmoins, en demander la suppression, s'il existe un motif légitime, auprès du professionnel de santé ou de l'établissement de santé qui en était l'auteur.

Enfin, conformément aux articles 39 et 40 de la Loi n° 78-17 du 6 janvier 1978, les droits d'accès et de rectification peuvent s'exercer auprès du responsable de traitement en s'adressant au directeur de l'organisme de rattachement du titulaire du DMP.

Réflexions sur le secret

Le DMP première manière était *personnel,* il était le dossier médical du patient et le médecin traitant en était le dépositaire et le nourrissait, les données de santé étaient garanties par l'ASIP. En devenant *partagé,* il est confié à la CNAM dont le budget est considérablement supérieur et qui va y adjoindre les données de remboursement. *La caisse nationale de l'assurance maladie assure la conception, la mise en œuvre et l'administration du dossier médical partagé* art L1111-14.

Il va sans dire que ces données constituent une source de renseignements susceptibles d'intéresser les moteurs de recherches types Google, les entreprises du médicament et de dispositifs médicaux, mais également la recherche médicale et l'assurance maladie elle-même.

Il semble néanmoins que dans l'exercice envers les patients les garanties soient apportées pour que le secret médical et/ ou professionnel soit préservé. Sous réserve que les professionnels respectent leurs obligations en ce domaine qu'il s'agisse des soignants, pharmaciens, et autres professionnels de santé.

. On ne peut s'empêcher pourtant de penser que plus les dépositaires de la confidence seront nombreux, et les moyens utilisés de son transport plus sophistiqués, il puisse y avoir une banalisation d'un secret très partagé. Les réseaux sociaux nous permettent tous les jours de constater la précarité croissante de la vie privée et l'intrusion de tiers, dans l'intimité des familles et des individus sans oublier les hackers les plus rusés.

D'autant que les droits d'accès sont répartis, mais inégaux en fonction des professions et des habilitations à consulter, examiner ou prescrire.et que le patient garde le droit ultime d'autoriser ou non l'accès à tel ou tel.

Les droits d'accès des différents professionnels de santé sont établis selon une matrice d'habilitation liée à leur profession ou à leur spécialité. La matrice établie témoigne de la variété des situations.

DMP
DOSSIER MÉDICAL PARTAGÉ

Version du 06/05/2019
(V2.2.0)

Matrice d'habilitations des professionnels de santé

(conditions d'accès en lecture aux types de documents selon la profession ou la discipline)

L'accès au DMP d'un patient est réservé aux professionnels de santé expressément autorisés ou réputés autorisés du fait de leur appartenance à son équipe de soins. Lesdits professionnels ne peuvent accéder qu'aux catégories de données prévues au titre de la présente matrice des habilitations et ne doivent accéder, au sein de ces catégories, qu'aux seules données strictement nécessaires à la prise en charge du patient.
L'attention des professionnels de santé est attirée sur le fait que l'ensemble des accès et actions sur un DMP est tracé dans le système DMP. Ces traces sont consultables et utilisables à tout moment par le titulaire du DMP. Ce dernier est également notifié, par tout moyen, de tout premier accès d'un professionnel de santé à son dossier médical partagé.
Tout accès en dehors des règles précitées est passible d'une peine d'emprisonnement et d'une amende, conformément au droit pénal, sans préjudice des poursuites qui pourraient être engagées devant les juridictions disciplinaires de l'ordre.

Classe de document (classCode) – Code	Intitulé (classCodeDisplayName)	Type de document – Code LOINC (typeCode)	Intitulé (typeCodeDisplayName)	Médecins généralistes et spécialistes (dont radiologues, biologistes) libéraux, salariés (hors méd. du travail) Samu-Urgences-C.15, internes	Pharmaciens biologistes et internes	Pharmaciens d'officines et de pharmacies hospitalières, internes et préparateurs	Chirurgiens-dentistes internes	Sages-femmes	Infirmiers	Kinési-thérapeutes	Pédicures-podologues	Ortho-phonistes	Ergo-thérapeutes, Psycho-motriciens, Orthoptistes, Diététiciens	Audio-prothésistes, Métiers de l'appareillage	Opticiens-lunetiers	Manipulateurs d'électro-radiologie médicale
			Code profession CPS (a) ⇒	10	21 (b)	21 (b)	40	50	60, 69	70	80	91	92, 94, 95, 96	26, 81, 82, 83, 84, 85	28	98
10	**Comptes rendus**															
		15508-5	CR d'accouchement	x	x	x		x	x	x						
		70004-7	CR d'acte diagnostique (autre)	x	x	x	x	x	x	x	x	x	x			x
		75492-9	CR d'acte diagnostique à visée préventive ou de dépistage	x	x	x	x	x	x	x	x	x	x			x
		11505-5	CR d'acte thérapeutique (autre)	x	x	x	x	x	x	x	x	x	x			
		75482-0	CR d'acte thérapeutique à visée préventive	x	x	x	x	x	x	x	x	x	x			
		67851-6	CR d'admission	x	x	x	x	x	x	x		x	x			x
		11526-1	CR d'anatomie et de cytologie pathologiques	x	x	x	x	x	x	x	x	x	x			x
		77436-4	CR d'anesthésie	x	x	x	x	x	x	x		x	x			
		BIL_AUTO (d)	CR de bilan d'évaluation de la perte d'autonomie	x	x	x	x	x	x	x	x	x	x	x		
		47420-5	CR de bilan fonctionnel (par auxiliaire médical)	x	x	x	x	x	x	x	x	x	x	x	x	
		34749-2	CR de consultation pré-anesthésique	x	x	x	x	x	x	x		x	x			x
		51969-4	CR de génétique moléculaire	x	x	x			x	x						
		15507-7	CR de passage aux urgences	x	x	x	x	x	x	x	x	x	x			x
		34794-8	CR de réunion de concertation pluridisciplinaire	x	x	x	x	x	x	x	x	x	x	x		x
		75497-8	CR de télé médecine	x	x	x	x	x	x	x	x	x	x	x		x
		11502-2	CR d'examens biologiques	x	x	x	x	x	x	x	x					
		34112-3	CR hospitalier (séjour)	x	x	x	x	x	x	x	x	x	x			
		34874-8	CR opératoire	x	x	x	x	x	x	x	x	x	x	x		
		11488-4	CR ou fiche de consultation ou de visite	x	x	x	x	x	x	x	x	x	x			x
		11506-3	CR ou fiche de suivi de soins par auxiliaire médical	x	x	x	x	x	x	x	x	x	x			x
		11490-0	Lettre de liaison à la sortie d'un établissement de soins	x	x	x	x	x	x	x		x	x			
11	**Synthèses**															
		18761-7	Note de transfert (dont lettre de liaison à l'entrée en établissement de soins)	x	x	x			x	x						
		34133-9	Synthèse d'épisode de soins	x	x	x	x	x	x	x	x	x	x			x
		60591-5	Synthèse du dossier médical	x	x	x	x	x	x	x	x	x	x			x

(a) La CPS est requise pour l'authentification du professionnel de santé et le contrôle de ses habilitations.
(b) Les pharmaciens (code profession 21) figurent sur deux colonnes assorties d'habilitations propres, selon leur section d'appartenance (table G05 de la CPS) : les pharmaciens biologistes d'une part et les pharmaciens d'officines et d'établissements d'autre part. Les autres pharmaciens ne sont pas habilités à accéder au DMP.
(c) Les listes de références d'objets d'imagerie DICOM produits dans le cadre d'une procédure d'imagerie médicale sont typées d'après la procédure qui a produit ces objets d'imagerie. Ce typage constituera une nomenclature complémentaire, propre à ces documents, à paraître.
(d) Les codes temporaires ou spécifiques attribués à l'élément typeCode par l'ASIP s'appuient sur l'OID 1.2.250.1.213.1.1.4.12

DMP
DOSSIER MÉDICAL PARTAGÉ

Version du 06/05/2019
(V2.2.0)

Matrice d'habilitations des professionnels de santé

(conditions d'accès en lecture aux types de documents selon la profession ou la discipline)

L'accès au DMP d'un patient est réservé aux professionnels de santé expressément autorisés ou réputés autorisés du fait de leur appartenance à son équipe de soins. Lesdits professionnels ne peuvent accéder qu'aux catégories de données prévues au titre de la présente matrice des habilitations et ne doivent accéder, au sein de ces catégories, qu'aux seules données strictement nécessaires à la prise en charge du patient.
L'attention des professionnels de santé est attirée sur le fait que l'ensemble des accès et actions sur un DMP est tracé dans le système DMP. Ces traces sont consultables et utilisables à tout moment par le titulaire du DMP. Ce dernier est également notifié, par tout moyen, de tout premier accès d'un professionnel de santé à son dossier médical partagé.
Tout accès en dehors des règles précitées est passible d'une peine d'emprisonnement et d'une amende, conformément au droit pénal, sans préjudice des poursuites qui pourraient être engagées devant les juridictions disciplinaires de l'ordre.

				Médecins généralistes et spécialistes (dont radiologues, biologistes) libéraux, salariés (hors méd.du travail) Samu-Urgences-C.15, internes	Pharmaciens biologistes et internes	Pharmaciens d'officines et de pharmacies hospitalières, internes et préparateurs	Chirurgiens-dentistes internes	Sages-femmes	Infirmiers	Kinési thérapeutes	Pédicures-podologues	Ortho-phonistes	Ergo-thérapeutes, Psycho-motriciens, Orthoptistes, Diététiciens	Audio-prothésistes, Métiers de l'appareillage	Opticiens-lunetiers	Manipulateurs d'électro-radiologie médicale
			Code profession CPS (a) ⇒	10	21 (b)	21 (b)	40	50	60, 69	70	80	91	92, 94, 95, 96	26, 81, 82, 83, 84, 85	28	93
Classe de document (classCode)		Type de document														
Code	Intitulé (classCodeDisplayName)	Code LOINC (typeCode)	Intitulé (typeCodeDisplayName)													
31	**Imagerie médicale**															
		18748-4	CR d'imagerie médicale	X	X	X	X	X	X	X	X	X	X	X		X
		52040-3	Document encapsulant une image d'illustration non DICOM	X	X	X	X	X	X	X	X	X				X
		Code procédure variable (c)	Nom de la procédure à l'origine d'objets d'imagerie accessibles en format DICOM	X	X	X	X	X	X	X	X	X				X
42	**Prescription**															
		57828-6	Prescription (autre)	X	X	X	X	X	X	X	X	X	X	X	X	X
		57833-6	Prescription de médicaments	X	X	X	X	X	X	X	X	X				X
		57832-8	Prescription de soins	X	X	X	X	X	X	X	X	X	X	X	X	X
43	**Dispensations**															
		DISP_AUT (d)	Dispensation (autre)	X	X	X	X	X	X	X	X	X				X
		60593-1	Dispensation médicamenteuse	X	X	X	X	X	X	X	X	X				X
44	**Plans de soins, protocoles de soins**															
		18776-5	Plan personnalisé de soins	X	X	X	X	X	X	X	X	X				X
		PROT_ALD (d)	Protocole de soins ALD	X	X	X	X	X	X	X	X	X				X
45	**Traitement administré**															
		80565-5	CR d'administration de médicaments	X	X	X			X	X						
52	**Certificats et déclarations**															
		CERT_DECL (d)	Certificat, déclaration	X	X	X	X	X	X	X	X	X				
60	**Données de remboursement**															
		REMB (d)	Données de remboursement	X	X	X	X	X	X	X	X	X	X	X		X
90	**Expression du titulaire**															
		EXPPAT_3 (d)	Directives anticipées	X												
		EXPPAT_2 (d)	Document du patient	X	X	X	X	X	X	X	X	X	X	X	X	X
		EXPPAT_1 (d)	Volontés et droits du patient	X	X	X	X	X	X	X	X	X	X	X	X	X

(a) La CPS est requise pour l'authentification du professionnel de santé et le contrôle de ses habilitations.
(b) Les pharmaciens (code profession 21) figurent sur deux colonnes assorties d'habilitations propres, selon leur section d'appartenance (table G05 de la CPS) : les pharmaciens biologistes d'une part et les pharmaciens d'officines et d'établissements d'autre part. Les autres pharmaciens ne sont pas habilités à accéder au DMP
(c) Les listes de références d'objets d'imagerie DICOM produits dans le cadre d'une procédure d'imagerie médicale sont typées d'après la procédure qui a produit ces objets d'imagerie. Ce typage constituera une nomenclature complémentaire, propre à ces documents, à paraître.
(d) Les codes temporaires ou spécifiques attribués à l'élément typeCode par l'ASIP s'appuient sur l'OID 1.2.250.1.213.1.1.4.12

La qualité de **l'identification des usagers est fondamentale** pour le développement des services numériques en santé. Elle repose sur deux facteurs :

La bonne identification des usagers, par le biais de procédures d'identitovigilance rigoureuses ;

Le bon référencement des données de santé, par le recours à un identifiant unique et pérenne.

L'utilisation de l'identifiant national de santé (**INS**) L'INS est une donnée personnelle, protégée par la CNIL (Commission Nationale des informations et Libertés). Il est donc unique, univoque, pérenne et reconnu par tous les acteurs de santé.

L'identifiant national de santé : à compter du 1er janvier 2021, toute donnée de santé devra être référencée avec – le NIR ou le NIA – et les traits d'identité de l'usager, tels que connus dans l'état civil. **La loi consacre le NIR** (numéro d'inscription au répertoire national d'identification des personnes physiques, plus communément appelé **numéro de sécurité sociale**) – à défaut le NIA (numéro identifiant attente) - **comme INS** (en remplacement de l'INS-C (INS calculé) précédemment utilisé comme identifiant national. La mise en œuvre démarre en 2019. [*Loi N° 2016-41 du 26 janvier 2016 et décret d'application N° 2017-412 du 27 mars 2017, L 1111-8 et article R 1111-8-1 à 7 du CSP]*

Le terme d'identifiant national de santé (INS) est à distinguer du NIR se référant au numéro d'inscription au répertoire national d'identification des personnes physiques.

Il convient de ne pas confondre :

- L'**INS,** qui a pour valeur le **NIR** ou le NIA, et dont l'usage est réservé à la prise en charge sanitaire, le suivi médico-social (au sens de l'article L.1111-8-1 I du CSP)
- Le **NIR** pour les autres usages. Le NIR n'est qualifié d'INS que lorsqu'il est utilisé à des fins de prise en charge sanitaire ou de suivi médico-social. Dans ce cas, il convient de respecter les exigences légales, précisées par le référentiel.

*Le numéro d'inscription au répertoire national d'identification des personnes physiques (**NIR**) est utilisé comme identifiant de santé des personnes pour leur prise en* *charge à des fins sanitaires et médico-sociales (dans les conditions prévues à l'article L. 1110-4.et article L. 1111-8-1. — I. du CSP).*

Tout autre identifiant ne peut être utilisé qu'en cas d'impossibilité de pouvoir accéder à l'identifiant national de santé, afin de ne pas empêcher la prise en charge sanitaire et médico-sociale des personnes. (Article R. 1111-8-1 du CSP)

Les moyens d'accès (art. CSP R1111-8-6)

Des téléservices permettent d'accéder au numéro d'inscription au répertoire national des personnes physiques et de vérifier son exactitude dans le respect du référentiel. Ils sont mis en œuvre par la Caisse nationale de l'assurance maladie. Le référencement des données de santé nécessite **l'association de l'identifiant national** de santé et **d'éléments d'identité** provenant du répertoire national d'identification des personnes physiques.

La bonne association entre l'identifiant national de santé et les éléments d'identité est effectuée par les personnes chargées du référencement ... à l'aide des téléservices d'accès ou de vérification.

Les téléservices comprennent plusieurs modalités d'accès, dont l'accès par lecture électronique de la carte d'assurance maladie dite " **carte vitale** ", ou d'autres modalités présentant des garanties équivalentes,

Le recours aux téléservices n'exonère pas les personnes susmentionnées de mettre en place toute procédure de surveillance, de correction et de prévention des erreurs relevant de l'organisation de la prise en charge des personnes et concourant à la maitrise du risque d'erreur dans l'identification des personnes.

Espace numérique et DMP

Au plus tard le 1er janvier 2022, tous les patients auront accès à un espace numérique de santé accessible en ligne afin d'accéder notamment à :

Leurs données administratives ;
Leur dossier médical partagé ;

Leurs constantes de santé éventuellement produites par des applications ou des objets connectés ;

L'ensemble des données relatives au remboursement de leurs dépenses de santé ;

Des outils permettent des échanges sécurisés avec les acteurs du système de santé, dont une messagerie de santé sécurisée permettant d'échanger avec les professionnels et établissements de santé et des outils permettant d'accéder à des services de télésanté ;

Des services développés pour favoriser la prévention et fluidifier les parcours, les services de retour à domicile, les services procurant une aide à l'orientation et à l'évaluation de la qualité des soins, les services visant à informer les usagers sur l'offre de soins et sur les droits auxquels ils pourront prétendre ainsi que toute application numérique de santé référencés.

De plus, un dossier médical partagé sera automatiquement ouvert à toute personne née à compter du 1er juillet 2021.

Les données de santé

DEFINITION selon la Commission de l'Informatique et des Libertés (CNIL oct. 2019) qui transcrit le Règlement européen du 4 mai 2016 *: Les données à caractère personnel concernant la santé sont les données relatives à la santé physique ou mentale, passée, présente ou future,* ***d'une personne physique*** *(y compris la prestation de services de soins de santé) qui* ***révèlent des informations sur l'état de santé de cette personne****.*

Cette définition comprend donc par exemple :

Les informations relatives à une personne physique *collectées lors de son inscription en vue de bénéficier de services de soins de santé ou lors de la prestation de ces services : un numéro, un symbole ou un élément spécifique attribué à une personne physique pour l'identifier de manière unique à des fins de santé ;*

Les informations obtenues lors du test ou de l'examen d'une partie du corps *ou d'une substance corporelle, y compris à partir des données génétiques et d'échantillons biologiques ;*

Les informations concernant une maladie, *un handicap, un risque de maladie, les antécédents médicaux, un traitement clinique ou l'état physiologique ou biomédical de la personne concernée (indépendamment de sa source, qu'elle provienne par exemple d'un médecin ou d'un autre professionnel de santé, d'un hôpital, d'un dispositif médical ou d'un test de diagnostic in vitro).*

Cette définition permet d'englober ***certaines données de mesure*** **à partir desquelles il est possible de** ***déduire une information*** *sur l'état de santé de la personne.*

Ces données recueillies par du personnel de santé ou lors d'une action administrative (industrielle, médicale, judiciaire…) **sont confidentielles** et ne peuvent être utilisées pour autre chose que ce pour quoi elles ont été collectées (la santé du patient, l'action judiciaire… et conformément au droit).

On comprend facilement qu'il existe deux sortes de données de santé, celles qui concernent un patient et son entourage professionnel recueillies dans le DMP, c'est un usage au singulier versus un usage pluriel des données de santé dans un cadre élargi tel que la santé publique, la recherche médicale, pharmaceutique, démographique, etc. qui ont régulièrement besoin d'avoir accès à certaines données.

Des dérogations sont donc prévues par la loi, en France pour l'accès à ces données, leur stockage et les conditions de leur utilisation qui passent sauf cas particulier encore plus encadrés, par des données rendues anonymes

Héberger des données de santé (ASIP)

Les données personnelles de santé sont des données sensibles. Leur accès est encadré par la loi pour protéger les n conséquence être réalisé dans des conditions de sécurité adaptées à leur criticité. La règlementation définit les modalités et les conditions attendues.

Toute personne physique ou morale qui héberge des données de santé à caractère personnel recueillies à l'occasion d'activités de prévention, de diagnostic, de soins ou de suivi

médico-social pour le compte de personnes physiques ou morales à l'origine de la production ou du recueil de ces données ou pour le compte du patient lui-même, ***doit être agréée ou certifiée à cet effet.*** *(L.1111-8 du code de la santé publique, modifié par la loi n° 2016-41 du 26 janvier 2016)*

Les hébergeurs de données de santé sur support numérique (en dehors des services d'archivage électronique) doivent être certifiés. La procédure de certification repose sur une évaluation de conformité au référentiel de certification. L'hébergeur choisit un organisme certificateur qui devra être accrédité par le COFRAC (ou équivalent au niveau européen). L'organisme procède à un audit en deux étapes pour évaluer la conformité de l'hébergeur aux exigences du référentiel de certification. Il vérifie notamment l'équivalence des éventuelles certifications ISO 27001 ou ISO 20000 déjà obtenues par l'hébergeur.

Étape 1 : audit documentaire. L'organisme certificateur réalise une revue documentaire du système d'information du candidat afin de déterminer la conformité documentaire du système par rapport aux exigences du référentiel de certification.

Étape 2 : audit sur site. Les preuves d'audit sont recueillies dans les conditions définies dans le référentiel d'accréditation.

Le certificat est délivré pour **une durée de trois ans**, par l'organisme certificateur et chaque année, un audit de surveillance est effectué.

Communiquer des données de santé [41]

Les données de santé ne peuvent être communiquées et utilisées dans les conditions déterminées par la loi, que dans l'intérêt direct du patient (assurer son suivi médical, faciliter sa prise en charge par l'assurance maladie obligatoire…) ou pour les besoins de la santé publique.

Hypothèses dans lesquelles on peut être autorisé à communiquer des données personnelles de santé :

L'équipe soignante

La loi du 4 mars 2002 relative aux droits des malades et à la qualité du système de santé **autorise** expressément les professionnels de santé **à échanger des informations relatives à un même patient**, sauf opposition de sa part, afin d'assurer la continuité des soins ou de déterminer la meilleure prise en charge possible. Lorsque le malade est pris en charge par une équipe de soins dans un établissement de santé, les informations sont réputées confiées à l'ensemble de l'équipe.

La sécurité sociale

L'article L161-29 du code de la sécurité sociale prévoit que les professionnels de santé communiquent, sous forme nominative, aux organismes d'assurance maladie obligatoire, le code détaillé des actes, prestations et pathologies diagnostiquées.

Les déclarations obligatoires de certaines maladies

En application de l'article L 3113-1 du code de la santé publique, les professionnels de santé sont tenus de déclarer aux autorités sanitaires certaines maladies infectieuses qui nécessitent une intervention urgente (ex. : légionellose) ou dont la surveillance est nécessaire à la conduite et à l'évaluation de la politique de santé publique

La recherche médicale

La loi du 1er juillet 1994 relative au traitement de données nominatives ayant pour fin la recherche dans le domaine de la santé **permet** aux professionnels de santé **de transmettre les données personnelles de santé** qu'ils détiennent dans le cadre de recherches dans le domaine de la santé (études épidémiologiques, observationnelles, essais cliniques, pharmacovigilance). La mise en œuvre de ces traitements doit répondre à des règles spécifiques. A ce titre, **les patients inclus dans l'étude doivent être informés** au préalable, individuellement, de leurs droits pour être en mesure de s'opposer, s'ils le souhaitent, à la transmission de données les concernant (pour plus d'informations, se reporter au reste du dossier).

Transmission et exploitation des données de santé :L'article 41 de la loi du 27 juillet 1999 précise les conditions dans lesquelles peuvent être transmises et exploitées à des fins d'évaluation des pratiques de soins et de prévention les données de santé indirectement nominatives (à l'exclusion de celles comportant le nom, le prénom du patient ou son numéro de sécurité sociale), qu'elles soient issues des fichiers des professionnels de santé, des systèmes d'information hospitaliers, ou des fichiers des caisses de sécurité sociale.

Pour quiconque sollicité par un laboratoire, une société de service ou encore par un organisme de participer à une recherche médicale ou une étude relative à l'évaluation des pratiques de soins, **une autorisation spécifique doit être demandée par cette structure et obtenue auprès de la CNIL**.

Les utilisations interdites

Les informations médicales concernant les patients ne peuvent en aucun cas faire l'objet d'une cession ou d'une exploitation commerciale.

En outre, en application de l'article L. 4113-7 du code de la santé publique, la constitution et l'utilisation à des fins de prospection ou de promotion commerciales de fichiers composés à partir de données issues directement ou indirectement des prescriptions médicales ou des données personnelles de santé, sont interdites (**même rendues anonymes à l'égard des patients**) dès lors que ces fichiers permettent d'identifier directement ou indirectement le professionnel prescripteur.

La vigilance s'impose à tout professionnel de santé

Lorsqu'est proposé de fournir des informations sur les prescriptions ou les pratiques médicales ou professionnelles ou les délivrances pharmaceutiques en contrepartie d'équipement informatique permettant notamment de gérer les dossiers de patients ou de télétransmettre les données,

Il convient au préalable d'être clairement informé en obtenant des réponses précises aux questions suivantes :

Identité du ou des organismes responsables de ce dispositif de recueil ?

Finalité et conditions d'utilisation des données par l'organisme qui les réceptionnera ?

Nature exacte des informations susceptibles d'être communiquées et des modalités techniques selon lesquelles elles sont susceptibles d'être transmises ?

Organismes susceptibles d'être destinataires des informations transmises ?

Modalités selon lesquelles pourra s'exercer le droit d'accès, de rectification et de suppression pour les données auprès du responsable du dispositif ?

Modalités exactes de mise à disposition de moyens informatiques ?

Conséquences à l'égard du professionnel de la participation à un dispositif de télétransmission (ex. : obligation de transmettre à périodicité régulière, de participer à des études...) et dispositions prévues en cas d'abandon de collaboration ? En effet, l'organisme doit s'engager à fournir les moyens nécessaires pour vous permettre de continuer à gérer votre fichier ou d'effacer, avant restitution du matériel informatique, les informations nominatives enregistrées.

Communication à des « *tiers autorisés* »

De façon générale, les demandes de renseignements sur des patients ne peuvent être satisfaites que pour des autorités publiques qui disposent, dans le cadre de l'exercice de leur mission, de prérogatives particulières pour se voir communiquer des informations : ces autorités sont alors appelées Tiers Autorisés.

Ces demandes de communication doivent être ponctuelles et viser des personnes identifiées directement ou indirectement ;

Le fondement juridique ainsi que les catégories d'informations sollicitées doivent être précisés.

En cas de doute sur les textes juridiques invoqués interroger la CNIL.

LE HEALTH DATA HUB **[42]**

Juste créé (HDH) et seront bientôt définies les dispositions légales relatives à l'élargissement du SNDS (système national des données de santé).

Créé par la loi de modernisation du système de santé de 2016, le SNDS était jusque-là composé des données de l'assurance maladie, des données de facturation hospitalière, des causes médicales de décès, des données médico-sociales des personnes handicapées et d'un échantillon de données de remboursement des organismes complémentaires. **Ces données ont un caractère essentiellement médico-administratif**.

Pour de nombreux usages (recherche clinique, pharmacovigilance, etc.), elles ne contiennent pas une information suffisamment fine et sont jugées trop peu médicalisées. L'article 41 de la loi susmentionnée prévoit l'élargissement du SNDS à un grand nombre de sources de données notamment cliniques et collectées lors des actes pris en charge par l'assurance maladie (résultats d'analyse de biologie, imagerie, compte-rendu médicaux, etc.).

Il ne s'agit toutefois pas de mettre en place une grande base nationale unique, mais de prévoir que pour toutes ces sources de données, **les règles d'accès et de traitement sécurisé soient les mêmes**. Ces règles harmonisées garantiront des délais d'accès plus courts et une meilleure lisibilité de l'écosystème pour l'ensemble des parties prenantes : du promoteur des données à l'utilisateur, en passant par le citoyen.

De manière très pragmatique, la plateforme technologique du Health Data Hub permettra aux utilisateurs habilités et conduisant des projets visant un intérêt public, de traiter les données utiles pour leurs études dans un espace informatique sécurisé avec des outils d'analyse à l'état de l'art permettant des usages innovants allant jusqu'à l'intelligence artificielle. Les services de la plateforme seront ouverts à la communauté dans le courant de l'année 2020.

L'entité opérant cette plateforme, le HDH, est une structure étatique compte tenu du caractère sensible des données stockées. Issu de la transformation de l'INDS, il prendra la forme d'un **groupement d'intérêt public** constitué entre l'État, des organismes assurant une représentation des malades et des usagers du système de santé, des producteurs de données de santé et des utilisateurs publics et privés de données de santé y compris des organismes de recherche en santé.

. Le HDH reprendra les missions précédemment assurées par l'Institut :

Ceci concerne tout d'abord son **rôle de guichet unique** par lequel transitent toutes les demandes d'autorisation de traitement de données visant un intérêt public dans le cadre d'une recherche n'impliquant pas la personne humaine.

Il reprendra également le secrétariat du **Comité d'Expertise** pour les Recherches, les Études, les Évaluations dans le domaine de la santé (CEREES) en observant la complétude des dossiers de demande d'autorisation.

De même, il assurera l'accompagnement des demandeurs tout au long des procédures.

Enfin, le HDH, à l'instar de l'INDS avant lui, contribuera à mettre en place des procédures simplifiées avec la CNIL

Les entreprises du médicament [43] ont leur idée sur les données de santé qu'on va exposer ci-dessous.

Les données de santé proviennent de multiples sources : les bases de données médico-administratives comme par exemple le Sniiram et ses 8,9 milliards de feuilles de soins, les images des 80 millions d'actes d'imagerie effectués chaque année, les cohortes et registres, les dossiers médicaux, les essais cliniques, les données patients collectées via les Smartphones, les réseaux sociaux et les sites internet.

Elles sont donc disparates et d'une grande diversité de formats, car toutes ces données ont été recueillies pour un usage bien spécifique : diagnostiquer une maladie, détecter une mutation particulière dans le génome, rembourser des soins, mesurer son activité physique...

L'intelligence artificielle (IA) vient bouleverser la donne en cherchant à utiliser toutes ces data dans l'objectif de faire progresser la recherche, les soins et l'innovation en santé. A une condition : recueillir un nombre suffisant de données exploitables pour faire tourner les algorithmes de l'IA. Il faut aussi s'assurer de pouvoir disposer de données "propres", rangées et bien étiquetées.

Les systèmes dotés d'intelligence artificielle, de techniques de machine Learning et de puissances de calcul importantes permettront de synthétiser et de modéliser des données complexes pour affiner un diagnostic, identifier les mutations génétiques en cause, surveiller la croissance tumorale, aider à la prise de décision des médecins.

L'IA autorisera une nouvelle modélisation, une modélisation multi-échelle dans le domaine de la santé qui "va consister à intégrer des données très hétérogènes ouvrant la voie à des approches révolutionnaires".

L'IA va accélérer considérablement le développement clinique en permettant de tester de nouveaux médicaments sur des populations sélectionnées. A terme, il est possible de penser que la phase III laissera la place à des études en vie réelle sur des patients sélectionnés en fonction de leur génétique, de leur phénotype, de leur profil génomique... Les coûts de la recherche clinique devraient donc baisser. Le modèle économique de la R&D va donc évoluer en retour.

CE QU'IL FAUT DÉPASSER : Résoudre les problèmes de partage de valeur.

Si la donnée appartient juridiquement au malade, de fait, elle ne lui "appartient pas". Anonymisée, sécurisée, non divulguée, elle sert la communauté des patients et les avancées de la recherche. Ne pas pouvoir les utiliser serait synonyme d'une perte de chance pour les autres patients.

Ne pas interpréter de façon trop rigide le Règlement général sur la protection des données (RGPD), qui multiplie les courriers, déclarations aux patients et ralentit le processus de collecte de données intelligentes.

Relever les défis organisationnels afin de penser en amont la collecte et la capitalisation des données.

L'open data

Il s'agit là de la définition donnée par l'Open Knowledge Foundation en 2005. Le terme open Data désigne **des données auxquelles n'importe qui peut accéder**, que tout le monde peut utiliser ou partager. Les critères essentiels de l'Open Data sont **la disponibilité, la réutilisation, la distribution, et la participation universelle**.

La donnée constitue le cœur de l'exercice de la médecine dans son rapport avec le patient. Il n'est donc pas surprenant, dans le cadre d'une numérisation globale de l'ensemble de la pratique médicale et de l'utilisation de capteurs de plus en plus nombreux et variés, d'assister à une augmentation exponentielle de la quantité et de la diversité des données disponibles.

On imagine bien qu'une donnée de santé à caractère personnel ne saurait être utilisée en dehors de son utilisation première à savoir renseigner l'équipe médicale en vue de la prise en charge du patient qu'après une anonymisation sécurisée.

L'anonymisation des données [44]

Traitement clé pour l'open data, l'anonymisation des données, consiste à utiliser un ensemble de techniques de manière à rendre impossible, en pratique, toute identification de la personne (physique, morale ou entité WIKI) par quelque moyen que ce soit et ce de manière irréversible. Lorsque l'anonymisation est effective, le RGPD ne s'applique plus aux données ainsi anonymisées, celles-ci n'étant dès lors plus à caractère personnel.

Le choix d'anonymiser des données résulte souvent d'un compromis déontologique, juridique et éthique, entre une volonté ou une obligation de protéger les individus et leurs données personnelles. L'anonymisation est en particulier employée pour la diffusion et le partage de données jugées d'intérêt public, comme les données ouvertes (Open data) **[45]**

L'utilisation de données anonymisées soulève encore des questions juridiques et éthiques, car elle peut aussi être une « barrière » ou un frein à la recherche médicale,

« observationnelle ». De même, de nombreuses exceptions à cette règle (par exemple pour certaines données médicales, concernant la défense ou la sécurité intérieure) sont intégrées dans le droit des pays démocratiques. Cette utilisation s'accompagne parfois d'une limite à la durée de conservation.

Pseudonymisation

La pseudonymisation est un traitement de données personnelles réalisé de manière qu'on ne puisse plus attribuer les données relatives à une personne physique sans avoir recours à des informations supplémentaires. En pratique la pseudonymisation consiste à remplacer les données directement identifiantes (nom, prénom, etc.) d'un jeu de données par des données indirectement identifiantes (alias, numéro dans un classement, etc.).

La pseudonymisation permet ainsi de traiter les données d'individus sans pouvoir identifier ceux-ci de façon directe. En pratique, il est toutefois bien souvent possible de retrouver l'identité de ceux-ci grâce à des données tierces. C'est pourquoi des données pseudonymisées demeurent des données personnelles. L'opération de pseudonymisation est réversible, contrairement à l'anonymisation.

Obligation ou non d'anonymiser des données personnelles :

Dans le cadre de l'open data le règlement général sur la protection des données (RGPD) n'impose pas aux administrations d'anonymiser les documents qu'elles détiennent.

. L'anonymisation n'est qu'une solution parmi d'autres pour pouvoir exploiter des données personnelles dans le respect des droits et libertés des personnes.

En revanche, lorsque les administrations souhaitent diffuser ces documents (ou des données qu'ils contiennent), par exemple en les publiant en ligne, **leur anonymisation préalable est une obligation légale** qui s'impose à elles par principe en application de du Code des relations entre le public et l'administration, CRPA (article L. 312-1-2). Ainsi lorsque les documents administratifs comportent des données personnelles, ils ne peuvent être rendus publics qu'après avoir fait l'objet d'un traitement permettant de rendre impossible l'identification de ces personnes.

Une fois anonymisées, les données ne peuvent plus être reliées à une personne. Les impacts potentiels de leur diffusion ou de leur réutilisation sur la vie privée des personnes concernées sont ainsi grandement limités.

Par exception, l'anonymisation n'est pas obligatoire dans trois cas de figure :

Lorsque l'administration est dispensée de cette obligation par une disposition législative contraire, c'est-à-dire par un texte de loi autorisant la publication intégrale du document en question (voir guide pratique, 2.2.2) ;

Lorsque le document dont la diffusion est envisagée figure dans la liste du CRPA (art. D. 312-1-3) : cet article énumère un certain nombre de catégories de documents susceptibles d'être rendus publics sans anonymisation préalable ;

Lorsque les personnes dont les données personnelles figurent dans le document ont donné leur accord.

Évaluer une solution d'anonymisation

Une solution d'anonymisation doit être construite au cas par cas et adaptée aux usages prévus. Pour aider à évaluer une bonne solution d'anonymisation, le **G29 [46]** propose trois critères :

L'individualisation : est-il toujours possible d'isoler un individu ?

La corrélation : est-il possible de relier entre eux des ensembles de données distincts concernant un même individu ?

L'inférence : peut-on déduire de l'information sur un individu ?

Ainsi :

Un ensemble de données pour lequel il n'est possible ni d'individualiser ni de corréler ni d'inférer est a priori anonyme ;

Un ensemble de données pour lequel au moins un des trois critères n'est pas respecté ne pourra être considéré comme anonyme qu'à la suite d'une analyse détaillée des risques de réidentification.

Les principales techniques d'anonymisation utilisées aujourd'hui. Ces techniques se regroupent autour de deux grands principes : transformer les données pour qu'elles ne se réfèrent plus à une personne réelle et généraliser les données de façon à ce qu'elles ne soient plus spécifiques à une personne, mais communes à un ensemble de personnes. Pour chaque technique, une analyse de ses forces et faiblesses au regard des trois critères d'évaluation est fournie ainsi que des recommandations pratiques pour son utilisation.

L'anonymisation et la réidentification de données sont des thématiques de recherche particulièrement actives et par conséquent il est indispensable, pour tout responsable de traitement mettant en œuvre des solutions d'anonymisation, d'effectuer une veille régulière pour préserver, dans le temps, le caractère anonyme des données produites.

Anonymiser en préservant au maximum l'utilité des données

Le processus d'anonymisation vise à éliminer toute possibilité de réidentification : il **implique donc une nécessaire perte de qualité des données**. Leur exploitation future est ainsi limitée à certains types d'utilisation. Ces contraintes sont à prendre en compte dès le début du projet.

Pour **construire un processus d'anonymisation** pertinent, il est ainsi conseillé de :

Supprimer les éléments d'identification directe ainsi que les valeurs rares qui pourraient permettre une réidentification aisée des personnes (par exemple, la connaissance précise de l'âge des individus présents dans un jeu de données peut permettre dans certains cas de réidentifier très facilement les personnes centenaires) ;

Distinguer les informations importantes des informations secondaires ou inutiles (c'est-à-dire supprimables) ;

Définir la finesse idéale et acceptable pour chaque information conservée ;

Définir les priorités (par exemple, est-il plus important de conserver une grande finesse sur telle information ou de conserver telle autre information ?).

Ce questionnement aide à déterminer le procédé d'anonymisation le plus pertinent, c'est-à-dire l'enchaînement des techniques d'anonymisation à mettre en place qui peuvent être regroupées en deux familles : la randomisation et la généralisation.

La randomisation consiste à modifier les attributs dans un jeu de données de telle sorte qu'elles soient moins précises, tout en conservant la répartition globale. Cette technique permet de protéger le jeu de données du risque *d'inférence.*

Exemple : permuter les données relatives à la date de naissance des individus de manière à altérer la véracité des informations contenues dans une base de données.

La généralisation permet de généraliser les attributs du jeu de données en modifiant leur échelle ou leur ordre de grandeur afin de s'assurer qu'ils soient communs à un ensemble de personnes.

Cette technique permet d'éviter *l'individualisation* d'un jeu de données. Elle limite également les possibles *corrélations* du jeu de données avec d'autres.

Exemple : dans un fichier contenant la date de naissance des personnes, il est possible de remplacer cette information par la seule année de naissance, ou une fourchette (par exemple : individus entre 20 et 30 ans).

Chaque technique d'anonymisation présente ses propres avantages et sera à décider en fonction du traitement de données et de l'objectif poursuivi.

Vérifier l'efficacité de l'anonymisation

Dans leur avis de 2014, les autorités de protection des données européennes définissent trois critères qui permettent de s'assurer qu'un jeu de données est véritablement anonyme **:**

La non-individualisation : il ne doit pas être possible d'isoler un individu dans le jeu de données ;

Exemple : Une base de données de CV où seuls les noms et prénoms d'une personne auront été remplacés par un numéro qui ne correspond qu'à elle permet d'individualiser cette personne. Cette base serait considérée comme pseudonymisée et non comme anonymisée.

La non-corrélation : il ne doit pas être possible de relier entre eux des ensembles de données distincts concernant un même individu ;

Exemple : une base de données cartographique renseignant les adresses de domiciles de particuliers ne peut être considérée comme anonyme dès lors que d'autres bases de données existantes par ailleurs qui contiennent ces mêmes adresses contiennent également d'autres données permettant d'identifier les individus.

La non-inférence : il ne doit pas être possible de déduire de façon quasi certaine de nouvelles informations sur un individu.

Exemple : si un jeu de données supposément anonyme contient des informations sur le montant des impôts de personnes ayant répondu à un questionnaire, que tous les hommes ayant entre 20 et 25 ans ayant répondu sont non imposables, il sera possible de déduire, si on sait que M. X, homme âgé de 24 ans, a répondu au questionnaire, qu'il est non imposable.

Les techniques d'anonymisation et de réidentification étant amenées à évoluer régulièrement, il est indispensable, pour tout responsable de traitement mettant en œuvre des solutions d'anonymisation, d'effectuer une veille régulière afin de préserver, dans le temps, le caractère anonyme des données produites.

Si un jeu de données publié en ligne comme anonyme contient en réalité des données personnelles et qu'aucune des exceptions mentionnées précédemment n'est applicable, une violation de données est susceptible d'être caractérisée. Il convient dès lors de procéder au retrait du jeu de données en question dans les plus brefs délais

Que faire **en cas de doute** ?

Compte tenu de la complexité s'attachant aux questions de choix et d'évaluation régulière des techniques d'anonymisation, il est recommandé aux collectivités publiques de travailler sur celles-ci de façon concertée, en association avec leurs délégués à la protection des données et les réseaux de professionnels spécialement concernés. La CNIL pourra également apporter son expertise sur les problématiques les plus fréquemment rencontrées sur ce sujet en particulier dans le cadre des saisines des têtes de réseaux telles que les associations de collectivités.

Télésanté, Télémédecine, Télésoins.

LA TÉLÉMÉDECINE

Selon le code de santé publique (art. L.6316-1), elle est une *forme de pratique médicale à distance utilisant les technologies de l'information et de la communication.* Loi n° 2009-879 du 21 juillet 2009.

Elle met en rapport, **nécessairement un professionnel médical** (médecin, sage-femme, chirurgien-dentiste) avec un autre professionnel médical, ou avec un patient, ou un ou plusieurs professionnels de santé, parmi lesquels **figurent** et, le cas échéant, d'autres professionnels apportant leurs soins au patient.

Cinq actes de télémédecine sont ensuite définis dans le **décret n° 2010-1229** du 19 octobre 2010 ainsi que leurs conditions de mise en œuvre.

<u>La téléconsultation</u> permet à un professionnel médical de donner une consultation à distance par l'intermédiaire des technologies de l'information et de la communication. C'est un acte médical et une action synchrone (patient et médecin se parlent). Elle permet au professionnel de santé médical requis de réaliser une évaluation globale du patient, en vue de définir la conduite à tenir à la suite de cette téléconsultation.

La téléexpertise permet à un professionnel médical de solliciter à distance l'avis d'un ou de plusieurs professionnels médicaux par l'intermédiaire des technologies de l'information et de la communication. C'est d'abord un acte médical et une action asynchrone (patient et médecin ne se parlent pas). Cela concerne deux médecins pendant ou à distance de la consultation initiale. Cette action ne faisait pas l'objet d'une rémunération jusqu'à présent. A rapprocher du recours traditionnel au médecin consultant.

La télésurveillance permet à un professionnel médical d'interpréter à distance des données recueillies sur le lieu de vie du patient.

Dans le cadre des expérimentations tarifaires ÉTAPES, elle concerne les patients en ALD, se situant en établissement de santé, en structure médico-sociale ou à leur domicile. Les informations relatives à sa mise en œuvre sont précisées dans des cahiers des charges.

La téléassistance médicale a pour objet de permettre à un professionnel médical d'assister à distance un autre professionnel de santé au cours de la réalisation d'un acte.

La régulation médicale est la réponse médicale apportée dans le cadre de l'activité des centres 15.

La télémédecine est une autre manière de soigner, avec les mêmes exigences de qualité et de sécurité que des actes classiques. La télémédecine peut effectuer la plupart des actes médicaux. Elle permet en effet :

D'établir un diagnostic

D'assurer, pour un patient à risque, un suivi dans le cadre de la prévention ou un suivi post thérapeutique

De requérir un avis spécialisé

De préparer une décision thérapeutique

De prescrire des produits, de prescrire ou de réaliser des prestations ou des actes

D'effectuer une surveillance de l'état des patients.

Elle reste pour l'heure **tributaire du réseau de couverture informatique du territoire** pour encore un certain temps. Il n'est pas évident non plus que l'écoute et l'empathie du professionnel à distance soit toujours idoine. Diagnostiquer Alzheimer, cancer, tare familiale, séroconversion au VIH, etc. est possible au télémédecin mais l'apprendre au patient est d'un autre registre. C'est pourquoi si elle n'a pas pour objectif de remplacer les actes médicaux en présentiel elle ne leur est que complémentaire. La télémédecine doit reposer sur un projet médical répondant à des priorités et aux besoins de la population d'un territoire et des professionnels de santé en s'intégrant au sein d'un parcours de soins.

Il n'en reste pas moins que la télémédecine est appelée à **jouer un rôle grandissant** dans les activités médicales

Pour les raisons conjoncturelles évidentes que constituent les difficultés d'accès aux soins des zones en déficits médicaux, des personnes isolées ou en établissements : EHPAD, maisons de retraite, centres spécialisés divers.

Surtout pour des raisons structurelles : En effet, elle permet une meilleure prise en charge au plus près du lieu de vie des patients et contribue aux prises en charge coordonnées par les professionnels de santé et les professionnels du secteur médico-social. Elle constitue aussi un facteur d'amélioration de l'efficience et de l'organisation des soins notamment dans les maladies chroniques, le vieillissement et les contraintes budgétaires.

La télémédecine est entrée en 2018 dans le droit commun des pratiques médicales. Après une période d'expérimentation

Concrètement, la téléconsultation (consultation à distance par vidéotransmission entre un patient et un médecin, quelle que soit sa spécialité) est remboursée par l'assurance maladie, à l'instar des consultations « classiques ».

Peuvent en bénéficier tous les patients s'inscrivant dans un parcours de soins coordonné (c'est-à-dire en lien avec leur médecin traitant), que ce soit en ville ou en établissement de santé dès lors qu'ils n'y sont pas hospitalisés. Les tarifs ont été définis dans le cadre de négociations conventionnelles entre l'assurance maladie et les représentants des médecins.

Cet accès élargi à la téléconsultation s'accompagne de mesures de simplification pour les professionnels. Ainsi, un praticien peut désormais facturer les actes de télémédecine même si le patient n'est pas en mesure de lui présenter sa carte Vitale. Par ailleurs, les démarches administratives sont allégées pour les médecins, qui continuent en outre à être accompagnés par les pouvoirs publics (en particulier les agences régionales de santé) dans leurs projets de télémédecine.

Voir en annexe le mode d'emploi de la TLC élaboré par la HAS

Prochaine étape : le remboursement depuis février 2019 de **la téléexpertise**, qui permet à un médecin de solliciter à distance l'avis d'un confrère face à une situation médicale donnée et d'assurer ainsi une prise en charge plus rapide des patients. Ouverte dans un premier temps à certaines catégories de personnes, elle doit s'élargir d'ici fin 2020 à tous les patients.

Modus operandi

Quelle que soit la situation clinique, le médecin doit demander et recueillir le consentement préalable du patient.

La téléexpertise permet au médecin, dit « *requérant* », de solliciter un confrère, dit « *requis* », en raison de sa formation ou de sa compétence particulière, sur la base d'informations ou d'éléments médicaux liés à la prise en charge d'un patient, et ce, hors de la présence de ce dernier.

Tout médecin peut recourir à la téléexpertise, quels que soient : sa spécialité, son secteur d'exercice et son lieu d'exercice, en ville ou en établissement de santé (cabinet de ville, maison de santé, centre de santé, Ehpad, hôpital, clinique…)

Toutes les situations médicales sont potentiellement concernées par la téléexpertise.

Le recours à la téléexpertise relève de la décision du médecin requérant et l'opportunité de sa réalisation relève de la responsabilité du médecin requis.

À l'issue d'une téléexpertise, le médecin requis rédige un compte rendu, l'archive dans son dossier patient, dans le DMP du patient, le cas échéant, et le transmet au médecin requérant.

La téléexpertise n'exige pas la connaissance préalable du patient par le « médecin requis » (condition supprimée par l'avenant 7 à la convention médicale pour les téléexpertises de niveau 2).

La téléexpertise n'exige pas non plus d'échange par vidéotransmission (à la différence des actes de téléconsultation). Elle doit en revanche faire l'objet d'un échange en synchrone (direct) ou asynchrone (en différé) entre deux médecins, via une **messagerie sécurisée de santé.**

L'équipement doit en outre être adapté à l'usage de la téléexpertise avec une couverture des services nécessaires (envoi d'images, photographies, tracés…).

Dans un premier temps, et ce jusqu'à la fin de l'année 2020, la téléexpertise est réservée aux patients pour lesquels l'accès aux soins doit être facilité au regard de leur état de santé ou de leur situation géographique :

Les patients en affection longue durée (ALD) ;

Les patients résidant en zones dites « sous-denses », telles que définies à l'article 1434-4 du Code de la santé publique et dans lesquelles s'appliquent les aides démographiques conventionnelles ;

Les patients atteints de maladies rares telles que définies par la réglementation ;

Les patients résidant en établissements d'hébergement pour personnes âgées dépendantes (Ehpad) ou en structures médico-sociales ;

Les personnes détenues.

Avant la fin de l'année 2020, après observation de la période de montée en charge des premiers actes de téléexpertise, l'ouverture de ces actes au bénéfice d'autres catégories de patients sera envisagée.

Les 2 niveaux de téléexpertises. Il existe deux types de téléexpertises, dont le niveau varie selon la complexité du dossier du patient (et donc le niveau de l'expertise réalisée) et leur fréquence.

Les téléexpertises de niveau 1 qui ne nécessitent pas la connaissance préalable du patient par le médecin téléexpert : il s'agit d'une question circonscrite qui ne nécessite pas de réaliser une étude approfondie de la situation médicale du patient. Par exemple : l'interprétation d'une photographie de tympan, ou de pathologie amygdalienne, la lecture d'une rétinographie, l'étude d'une spirométrie, la lecture de photos pour une lésion cutanée, pour le suivi d'une plaie chronique d'évolution favorable, etc.

Les téléexpertises de niveau 2 qui nécessitent a priori la connaissance préalable du patient par le médecin téléexpert : il s'agit d'un avis en réponse à une situation médicale complexe après étude approfondie. Par exemple : de la surveillance en cancérologie dans le cadre de la suspicion d'une évolution, du suivi d'une plaie chronique en état d'aggravation, du suivi d'évolution complexe de maladie inflammatoire chronique, de l'adaptation d'un traitement antiépileptique, d'un bilan préchimiothérapie, lors de son initiation, etc.

Tarification et facturation

Le tarif de la téléexpertise tient compte de la complexité du dossier du patient qui conditionne le niveau de l'expertise réalisée (1 ou 2) et de sa fréquence. Elle n'est cumulable avec aucun autre acte ou majoration. Elle ne peut donner lieu à aucun dépassement d'honoraire.

Pour le médecin requis : rémunération à l'acte.

Pour les téléexpertises de niveau 1, cette rémunération est de **12 € par téléexpertise**, dans la limite de 4 actes par an, par médecin, pour un même patient, comme par exemple pour la lecture d'un fond d'œil ou d'un tympan ;

Pour les téléexpertises de niveau 2, cette rémunération est de **20 € par téléexpertise**, dans la limite de 2 actes par an, par médecin, pour un même patient, comme dans le cas de la surveillance d'une plaie chronique en voie d'aggravation et le suivi d'évolution d'une maladie inflammatoire chronique intestinale ou rhumatologique par exemple.

Pour le médecin requérant : forfait annuel : la rémunération est de **5 €** par téléexpertise de niveau 1 et de **10 €**

par téléexpertise de niveau 2, dans la limite de **500 € par an**. Le calcul sera réalisé automatiquement par l'Assurance Maladie : aucun acte n'aura besoin d'être facturé par le médecin requérant.

Le premier paiement du forfait annuel du médecin requérant sera réalisé en 2020 au titre de l'année 2019.

De manière dérogatoire et transitoire, l'acte de téléexpertise est facturé en tiers payant ; il est pris en charge à 100 % par l'Assurance Maladie obligatoire.

Comment facturer des téléexpertises ?

Les actes de téléexpertise sont facturables à l'Assurance Maladie depuis le 10 février 2019.

Deux actes de téléexpertise ont été créés à la nomenclature générale des actes professionnels (NGAP)

L'acte codé « TE1 » pour les téléexpertises de niveau 1,

L'acte codé « TE2 » pour les téléexpertises de niveau 2.

La téléexpertise fait l'objet d'une facturation directe entre l'Assurance Maladie et les médecins libéraux. Le patient retrouve quant à lui trace de la facturation de cet acte le concernant sous le libellé « Téléexpertise » dans son décompte de remboursements.

. Une aide à l'équipement des médecins libéraux est instaurée par la CNAM. **Voir en annexe.**

L'offre de télémédecine élargie au domaine paramédical

La télémédecine, qui consiste à consulter un médecin en visioconférence depuis un ordinateur ou un smartphone, va avoir son équivalent chez les pharmaciens et les auxiliaires médicaux.

TELESOINS

Alors que la télémédecine est déjà une réalité, la loi prévoit aussi le déploiement des télésoins. Pratiques de soins à distance utilisant les technologies de l'information et de la communication, les télésoins mettront en rapport **un patient** avec **un ou plusieurs pharmaciens ou auxiliaires médicaux** (comme des infirmiers par exemple).

Concrètement, parmi les exemples possibles, les personnes souffrant d'effets secondaires à la suite de traitements lourds, comme les chimiothérapies, pourront être mieux accompagnées par un infirmier sans avoir à se déplacer.

Une pratique qui pourrait également s'étendre aux personnes nécessitant des consultations d'orthophonie et d'orthoptie. Mais si les téléconsultations avec les médecins sont, elles, désormais remboursées, les conditions de prise en charge des actes de télésoins doivent encore être fixées par décret.

Art. *CSP* L. 6316-2. —. *Il met en rapport un patient avec un ou plusieurs pharmaciens ou auxiliaires médicaux dans l'exercice de leurs compétences prévues au présent code.*

Les activités de télésoin sont définies par arrêté du ministre chargé de la santé, pris après avis de la Haute Autorité de santé (HAS). Cet avis porte notamment sur les conditions de réalisation du télésoin permettant de garantir leur qualité et leur sécurité ainsi que sur les catégories de professionnels y participant.

Pour ce qui concerne les pharmaciens (l'article CSS L162-16-1) : *Les activités de télésoins prises en charge par l'assurance maladie mettent en relation un pharmacien et un patient et sont effectuées par vidéotransmission. Leur prise en charge est subordonnée à la réalisation préalable par un pharmacien, en présence du patient, d'un premier soin, bilan de médication ou entretien d'accompagnement d'un patient atteint d'une pathologie chronique ; l'activité du professionnel de santé présent, le cas échéant, auprès du patient n'est pas prise en charge dans le cadre du télésoin.*

Pour ce qui concerne les auxiliaires médicaux (article CSS L162-14-1) *: Les activités de télésoin prises en charge par l'assurance maladie mettent en relation un auxiliaire médical et un patient et sont effectuées par vidéotransmission. Leur prise en charge est subordonnée à la réalisation préalable, en présence du patient, d'un premier soin par un auxiliaire médical de la même profession que celle du professionnel assurant le télésoin ; l'activité du professionnel de santé présent, le cas échéant, auprès du patient n'est pas prise en charge dans le cadre du télésoin.*

La ou les conventions définissent également, le cas échéant, les tarifs ou les modes de rémunération ainsi que les modalités de réalisation des activités de télésoin définies en application de l'article L6316-2 du même code.;

Les conditions de mise en œuvre des activités de télésoin sont fixées par décret en Conseil d'État. *Dans les conditions prévues à l'article 38 de la Constitution, le gouvernement est autorisé à prendre par voie d'ordonnance toute mesure relevant du domaine de la loi relative à la prescription et à la dispensation de soins, produits ou prestations, notamment ceux ayant vocation à être pris en charge par l'assurance maladie, ainsi qu'aux règles régissant les conditions de certification des logiciels d'aide à la prescription et à la dispensation, tout en assurant la sécurité et l'intégrité des données, en vue de généraliser par étapes la prescription électronique. Les ordonnances sont prises dans un délai de douze mois à compter de la publication de la présente loi. Un projet de loi de ratification est déposé devant le Parlement dans un délai de trois mois à compter de la publication de chaque ordonnance.*

– Après la remise au Parlement d'un rapport détaillant les enjeux et les modalités d'une évaluation des logiciels destinés à fournir des informations utilisées à des fins diagnostiques et d'aide aux choix thérapeutiques, et au plus tard à compter du 1er janvier 2020, le Gouvernement est autorisé, dans les conditions prévues à l'article 38 de la Constitution, à prendre par voie d'ordonnance toute mesure relevant du domaine de la loi relative à l'évaluation de ces logiciels. L'ordonnance est prise dans un délai de six mois à compter de

la date mentionnée au premier alinéa du présent III. Un projet de loi de ratification est déposé devant le Parlement dans un délai de trois mois à compter de la publication de l'ordonnance.
– La section ° L'article L. 161-35 est ainsi modifié :
a) Le I est complété par un alinéa ainsi rédigé :
Les arrêts de travail sont prescrits, sauf exception, de manière dématérialisée par l'intermédiaire d'un service mis à la disposition des professionnels de santé par les organismes d'assurance maladie. ;
– Le second alinéa du I de l'article L. 161-35 du code de la sécurité sociale, dans sa rédaction résultant de la présente loi, entre en vigueur à des dates fixées, selon les prescripteurs, par les conventions mentionnées aux articles L. 162-5 et L. 162-9 du même code, et au plus tard le 31 décembre 2021. Ces dernières définissent également les situations dans lesquelles la dématérialisation des arrêts de travail ne peut s'appliquer. Si les conventions n'ont pas fixé un tel calendrier dans les six mois suivant la publication de la présente loi, un arrêté des ministres chargés de la santé et de la sécurité sociale y procède.

On voit bien à la lecture de ces textes un peu obscurs que tout est encore en devenir mais désormais très proche.

CHAPITRE IV

Médecin traitant précieux ou statut en péril ?

On envisagera celui-ci dans **le seul cadre de la médecine générale** bien qu'il soit possible à un autre spécialiste de le devenir. C'est un rôle central dans le fonctionnement de l'assurance maladie.

C'est **un choix réciproque** puisque chaque patient peut choisir son médecin traitant, mais le médecin peut ou non l'accepter sans avoir à s'en justifier. Toute personne de plus de 16 ans peut et devrait avoir un médecin traitant.

Le rôle du médecin traitant :

Il est **d'intérêt médical et éthique**. Il prend en charge la personne dans sa globalité, personnelle, familiale, professionnelle. On va se confier à lui ou à elle en toute confiance, secret médical oblige. Il ou elle va conseiller, prévenir, soigner en tant que de besoin si nécessaire ou orienter vers une compétence.

Il est aussi un rôle **d'ordre administratif** : connaissant son patient il saura attester au mieux de ses intérêts légitimes. Il est le seul gestionnaire du DMP et le seul de tous les professionnels de santé qui dispose de l'intégralité de celui-ci y compris de ce que le patient a voulu effacer à d'autres.

Il a un **rôle économique** enfin puisque premier maillon du parcours de soin il permet la prise en charge la plus économique pour son patient.

Quel est-il ? : Le médecin traitant est encore en majorité un homme quinquagénaire en exercice libéral de secteur I (sans dépassement d'honoraires). Mais tout est remis en question ce sera demain une majorité de femmes, et le salariat déjà majoritaire sur l'ensemble de la profession médicale grignote des parts de marché par le moyen de centres médicaux d'obédiences diverses communales, départementales, régionales, médicosociales et pourquoi pas bientôt capitalistiques.

Statuts d'exercice et revenus.

Encore dominant avec le **statut libéral,** le médecin généraliste est de tous les spécialistes celui dont les revenus sont les moins élevés en France mais également en Europe.

Les médecins en secteur 1 appliquent les tarifs fixés dans la convention nationale sans dépassements d'honoraires (dits tarifs conventionnels, opposables ou de secteur 1). Ces tarifs servent de base au remboursement de l'assurance maladie. Des dépassements d'honoraires ne peuvent être facturés qu'à titre exceptionnel, pour des motifs liés, par exemple à des exigences de temps ou de lieu du patient (DE). Ces dépassements ne sont pas remboursés par l'assurance maladie, que vous soyez dans le parcours de soins ou non. **L'accès au secteur II** créé en 1980 est fermé aux généralistes, le DP, droit permanent à dépassement octroyé par la caisse après enquête a été supprimé en 1990.

En 2014, les praticiens libéraux ou mixtes ont perçu un revenu d'activité global moyen de **112 000 €** (toutes spécialités, tous secteurs) nettement *plus élevé pour les spécialistes* ***(141 000 €)*** *que pour les omnipraticiens* ***(86 000 €)***, précise la DREES.

Les revenus imposables des médecins généralistes libéraux ont atteint 87 775 euros en moyenne en 2018, un chiffre en baisse de 0,9 % par rapport à l'année précédente.**[47]** Les données collectées par l'OCDE se rapportant à 2011, 2012 ou 2013 indiquent le niveau de rémunération des médecins généralistes (libéraux) dans chaque pays. En France la rémunération est d'environ 90 000 euros. Ce qui est moins que ses voisins européens (converti dans une monnaie commune, le dollar américain, corrigé par les parités de pouvoir d'achat (USD PPA))

Il apparaît que les médecins traitants en libéral ont une activité assez intense de l'ordre de 50 heures par semaine.et souvent plus.

Quant au salariat il tend à se développer et les contrats sont régis par les 35 heures hebdomadaires et ses avantages sociaux. Certaines offres salariales sont de l'ordre de 6 000 € mensuels voire 8 000 avec plus d'heures. On doit rappeler que le médecin même salarié reste responsable de ses décisions et indépendant de son employeur pour ce qui concerne son rapport avec ses patients.

Art 95 CD **:** *Le fait pour un médecin d'être lié dans un exercice professionnel par un contrat ou un statut à une administration, une collectivité ou tout autre organisme public ou privé n'enlève rien à ses devoirs professionnels et en particulier à ses obligations concernant le secret professionnel et l'indépendance de ses décisions*

Le médecin traitant reste une **DENRÉE RARE ET INSTAMMENT DÉSIRÉE** dans de nombreux secteurs territoriaux où l'accès aux soins est défaillant. Toutes les structures administratives tentent d'y porter remède en proposant d'encourager les installations en zones difficiles.

L'assurance maladie tout d'abord a bien compris la nécessité de tout faire pour améliorer la couverture territoriale elle fait en sorte d'encourager les installations en libéral alors que les jeunes diplômé(e) seraient plutôt sensibles aux attraits du salariat.

Sont ainsi proposés :

- Contrat d'aidc à l'installation dc médccin (CAIM) :

En échange d'une aide non renouvelable de **50 000 €** versée en deux fois, à l'installation et un an plus tard, le médecin s'engage à rester cinq ans installés, à participer au dispositif de « *permanence des soins ambulatoires* » et à exercer en groupe en pratiquant au moins 2,5 jours par semaine en zone sous dotée pour une activité de 4 jours par semaine.

- Contrat de transition pour les médecins de 60 ans ou plus (COTRAM) qui vise une aide confraternelle :

Encourage la transmission d'activité à un confrère de moins de 50 ans, en échange d'un contrat de 3 ans, renouvelable une fois, de valorisation de 10 % des honoraires conventionnés (soit en moyenne **15 000 €** par an).

- Contrat de stabilisation et coordination des médecins (COSCOM) :

En échange de **5 000 €** par an pendant 3 ans, renouvelable tacitement, accru de **1250 €/an** si exercice dans un hôpital de proximité, et de **300 €/mois** si accueil d'un étudiant stagiaire. Concerne un médecin déjà installé en zone sous dotée et impliqué dans la démarche d'exercice coordonné.

– Contrat de solidarité territoriale médecin (CSTM) :

En échange d'une aide apportée à un médecin au moins dix jours par an en zone sous dotée, le confrère installé hors zone verra ses honoraires réalisés en zone, majorés de 10 % jusqu'à 20 000 €/an et les déplacements.

Les aides régionales des ARS pour les médecins généralistes en libéral

- L'aide spécifique à l'installation (ASI) est une aide forfaitaire de 50 000 € versés en deux fois avec les mêmes conditions que le contrat de l'assurance maladie pour faire face aux investissements du début de carrière.

- L'aide au développement d'exercice coordonné (ADEC) est une aide de 25 000 € versés en deux fois

Les aides de l'État

Le contrat d'engagement de service public pour les étudiants en médecine ou en odontologie à partir de la deuxième année allocation mensuelle de 1200 € par mois pendant les études. En contrepartie ils s'engagent à exercer dans les territoires sous dotés pour une durée égale à celle du versement de l'allocation et de deux ans minimums.

Le contrat de praticien territorial médical de remplacement pour ceux autorisés à faire des remplacements, généralistes ou non. Consiste en compensations financières pour des remplacements effectués en zones sous dotées.

Le contrat de praticien territorial en médecine générale pour inciter des installations de généralistes en zone sous denses, il ouvre droit pendant deux ans à une rémunération complémentaire mensuelle à l'activité et des avantages en termes de protection sociale maladie et maternité.

Le contrat de praticien territorial en médecine ambulatoire en zone sous dense il ouvre droit à des garanties de versement d'un forfait encas de congé maternité et paternité ou maladie pendant trois mois.

Les exonérations fiscales et sociales.

Exonérations d'impôts sur le revenu pour l'activité de permanence des soins ambulatoires concerne les praticiens installés en zone sous dotée.

Exonérations d'impôts sur les sociétés ou sur les revenus concerne les libéraux si implantés en zone de revitalisation rurale ou en zone franche urbaine.

Exonération de cotisations foncières des entreprises si le cabinet est situé en zone franche urbaine ou de revitalisation rurale. L'exonération temporaire possible pour deux à 5 ans.

Exonération des cotisations patronales si emploi d'un salarié dès lors que le cabinet est situé dans une zone de redynamisation rurale ou urbaine ou zone franche urbaine. L'exonération n'est que partielle pendant 1 an.

Les aides spécifiques aux étudiants en médecine : accessibles dans chaque ARS.

Outre le Contrat d'engagement.de service public (CESP) déjà cité.

Indemnités de transport pour les stages d'internes suivis hors CHU de 130 €.

Primes de responsabilité pour les stages d'interne autonomes en soins primaires ambulatoires (SASPA).

D'autres aides de départements ou de communes apparaissent quotidiennement sur le média proposant, qui le loyer, le logement voire un emploi de salariat avec 6000 € par mois.

LA TÂCHE ADMINISTRATIVE **du cabinet médical est à considérer :**

Le médecin généraliste exerçant seul en cabinet n'est plus financièrement en mesure de salarier un poste de secrétaire ou d'assistant à plein temps qui prend les rendez-vous, répond au téléphone et gère la part administrative croissante d'un cabinet : salaire plus charges sociales seraient rédhibitoires.

. Les secrétariats de cabinet sont coûteux et n'existent que dans les cabinets de groupe et les centres pluridisciplinaires avec partage des frais.

La prise de rendez-vous est désormais facilitée par **les services en ligne**. Doctolib semble avoir la majorité du marché national. Il permet aux patients, de trouver un rendez-vous au plus tôt avec un médecin, mais aussi auprès de son médecin traitant. L'utilisation en est gratuite pour les patients, et nécessite un abonnement payant pour les praticiens.

L'ASSISTANT MEDICAL **:** un nouveau venu

L'avenant 7 à la convention médicale, signé le 20 juin 2019, marque la création d'une aide conventionnelle au recrutement d'un assistant médical.

Cette nouvelle formation est en gestation avec deux options, soignant type infirmière, ou non soignant type secrétaire. Cet assistant sera formé en trois ans, mais la qualification ne sera pas exigible dans les premières années de fonctionnement du dispositif pour qu'il puisse démarrer rapidement.

Le médecin qui veut en bénéficier peut choisir plusieurs financements : 1/3, ½ ou un équivalent Temps plein à condition d'accroitre sa clientèle en proportion notamment comme médecin traitant. Est-ce l'encouragement au burn out ? Non, car on espère que justement cette assistance permettra d'accroitre la patientèle sans travailler plus longtemps.

RÉCENTS ENGAGEMENTS CONVENTIONNELS.

Les adaptations conventionnelles de l'assurance maladie tentent d'aider à améliorer l'accès aux soins et la qualité de ceux-ci par des motivations financières.

Le trépied d'indemnisation de l'assurance maladie, paiement à l'acte, forfait et rémunération sur objectifs de santé publique (ROSP) se concrétise et s'amplifie. Et en particulier pour les médecins généralistes :

- Concernant les actes, la consultation de base est à **25 €** et quelques consultations rares à 30 **€** ou exceptionnelles à **46 €** ou **60 €.**

- La rémunération au forfait se confirme **:** Le forfait en fonction de la patientèle privilégiant les enfants, de moins de 6 ans, les plus de 80 ans, les ALD, les CMU-C. Le forfait structure encourageant l'équipement du cabinet notamment informatique et les services au patient

La rémunération sur objectifs de santé publique (ROSP) *L'évolution croissante des taux d'atteinte des résultats observés depuis la mise en place du dispositif confirme l'impact positif de la ROSP. Elle est maintenue sur les trois axes antérieurement définis* : *pathologies chroniques, prévention, efficience des prescriptions* écrit l'assurance maladie avec désormais 29 facteurs pris en charge.

Au total, l'impact financier annuel attendu de la dernière convention 2016 pour un médecin généraliste est estimé **[48]** par l'assurance maladie à :

Pour la valorisation des actes	**1 400 €**
Pour le forfait structure d'aide à l'organisation	**1 500 €**
Pour le forfait patientèle	**1 300 €**
Pour la rémunération sur objectifs	**800 €**
Pour les autres mesures	**700 €**
Soit une revalorisation totale pour l'année de :	**15 700 €**

À propos de la **rémunération sur objectifs de santé publique**, moyen de rémunération des médecins libéraux français introduit par la convention médicale de 2011. La convention médicale signée en 2016, acte la poursuite de la ROSP, et entérine l'augmentation du nombre de critères cliniques.

Lors de l'apparition de l'ancêtre de la ROSP, il faut noter que l'Ordre des médecins s'était montré opposé à ce type de rémunération, pointant un système contraire à l'égalité entre médecins et à la déontologie médicale.

La Caisse Nationale d'Assurance Maladie a présenté en 2016 un rapport après 4 ans d'existence de ce dispositif, qui juge de façon très positive l'impact de cette mesure. Cependant d'autres publications sont plus réservées sur l'impact de ce type de paiement à la performance. D'autres travaux mettent en évidence un rejet important de ce type d'initiative par les praticiens eux-mêmes, bien que les raisons évoquées soient très variables.

Quoiqu'il en soit, en 2015, les pratiques continuent d'évoluer positivement sur le volet organisation du cabinet. **[49]**

L'usage des logiciels d'aide à la prescription*, qui permet d'automatiser certaines vérifications pouvant être longues pour anticiper d'éventuelles interactions médicamenteuses, a progressé de +3 points chez les médecins généralistes et médecins à expertise particulière (78 %). L'utilisation croissante de ces logiciels, outils précieux d'aide à la décision, favorisent la diffusion de bonnes pratiques.*

En 2015, 83 % des médecins généralistes et médecins à expertise particulière concernés par cet indicateur et remplissant les pré-requis élaborent une synthèse annuelle pour leur patientèle « médecin traitant » à partir du dossier informatisé et la mettent à leur disposition sur demande.

La progression la plus marquée observée en 2015 concerne ***l'équipement informatique des cabinets permettant de télétransmettre et d'utiliser les téléservices****. Cet indicateur a progressé de 5 points chez tous les profils de médecins éligibles et ayant les pré-requis.*

Les indicateurs traduisent enfin ***une amélioration de l'information des patients en cabinet et sur le site****_ameli. En 2015, 95 % des médecins généralistes et médecins à expertise particulière (+1 point) et 75 % des médecins spécialistes (+ 2 points) déclarent afficher les informations sur les horaires de consultations et les modalités d'organisation du cabinet.*

En généralisant la rémunération sur objectifs de santé publique, l'Assurance Maladie et les partenaires conventionnels se sont attachés à valoriser la qualité des soins et de la prise en charge des patients, le développement de la prévention et le renforcement de l'efficience des prescriptions. Parmi eux, les 57 045 médecins généralistes et médecins à expertise particulière sont rémunérés à hauteur de 6 402 euros en moyenne (vs 5 935 euros en 2014). Les médecins généralistes seuls perçoivent, pour leur part, 6 756 euros en moyenne (vs 6 264 euros en 2014). Ce complément de rémunération valorise l'activité de médecin traitant des médecins généralistes, au centre du système de soins actuel.

Réflexion sur le trépied : on a vu apparaître les rémunérations au forfait puis la ROSP venant s'ajouter à celles des actes. On peut y reconnaitre une incitation à une qualité renforcée de l'activité du praticien tout autant qu'une disparité de statut entre les médecins ; mais aussi une reconnaissance de l'insuffisance du paiement à l'acte, et comme mode de rétribution unique, et comme insuffisamment incitant à la qualité.

Qu'en est-il des nouveaux prescripteurs pour les généralistes ? Les opinions sont partagées : certains les considèrent comme des aides complémentaires pour l'accès aux soins en particulier dans les zones fragiles pour autant qu'il ne s'agit que de délégations responsables. Pour d'autres il s'agit d'une perturbation particulièrement en matière financière : les actes ainsi délégués, renouvellement de prescription, vaccination... sont des actes rapides ; il ne restera aux médecins que les actes lourds des polypathologies, actes lents. Au total une baisse d'un revenu déjà le plus faible du corps médical.

Conclure.

L'avenir de l'exercice de la médecine à moyen terme demeure incertain, pour les généralistes comme pour les autres spécialistes. On sait qu'à court terme le manque de généralistes va s'aggraver pendant encore quelques années puis peut-on penser se résorber progressivement.

Que sera-t-il advenu des pharmaciens d'officine des petits villages dont il se ferme chaque année un nombre important (140 en 2019). Par contre on peut affirmer que les patients âgés seront encore plus nombreux ainsi que les pathologies chroniques et que donc les pratiques avancées essentiellement infirmières seront encore plus nécessaires.

Par quels moyens le généraliste d'après demain en nombre devenu suffisant sera-t-il amené à exercer sur tout le territoire où ce sera souhaitable ? Nul ne peut le dire ; par l'obligation ou l'incitation, par le libéral ou le salariat, par plus de transfert ou de délégation de tâches, à coup sûr par plus de télémédecine et de télésoins notamment pour les patients âgés à domicile ou en institution.

Ne va t'on pas assister à une forme de médecine non plus foraine comme jadis, mais à une nouvelle race de télé praticiens exclusifs avec des officines à distances très lointaines, voire au delà de contrôles réglementaires ou ordinaux ?

Souhaitons que le médecin traitant reste, au départ de la chaine de soin, le conseil nécessaire à des patients de plus en plus sollicités par les médias et que l'empathie, l'écoute humaniste et donc la disponibilité soient de nouveau de mise partout et que, vigile gardien du DMP, dont on espère qu'il restera confidentiel, il puisse encore recueillir à proximité une confidence, la garder et continuer à aider à vivre qui lui fera encore confiance.

CONCLUSION GÉNÉRALE

Merci à **Jean-Marie Faroudja**, ami généraliste et ancien président de la section éthique et déontologie du Conseil National de l'Ordre des médecins d'avoir bien voulu conclure cet ouvrage.

Le médecin généraliste en 2020 ...mais, que s'est-il passé ?

> *« L'expérience est une lanterne qu'on porte allumée dans le dos et qui n'éclaire, hélas, que le chemin parcouru. »*
>
> *Confucius*

Évolution ou révolution ?

Incontestablement, le métier de généraliste a considérablement évolué ces 50 dernières années. Mais il ne s'agit pas d'une révolution. Au nœud papillon distingué, puis à la cravate aujourd'hui considérée comme vectrice de microbes, ont succédé le col ouvert et la barbe de trois jours afin, sans doute, de suivre la mode, mais aussi de se mettre au niveau de l'Autre et de la société. L'arrivée de nos consœurs de plus en plus présentes sur le terrain a aussi modifié la donne et permis d'offrir à la patientèle un regard complémentaire et nouveau. Ainsi certaines barrières sont tombées. Et si les jeunes portent sur l'exercice de ce métier un jugement aujourd'hui différent, l'envie de soigner et de devenir médecin est toujours aussi présente ; et même les obstacles annoncés pour y parvenir n'ont pas empêché de très nombreux étudiants de se lancer dans l'aventure. Une épreuve presque inhumaine tant elle requiert de travail, d'opiniâtreté, d'abnégations multiples. Le concours d'entrée a d'ailleurs montré ses faiblesses au point de voir récemment modifier les conditions d'accès aux études de santé. Il est certain qu'il fallait trouver remède à ce cursus qui débouchait bien trop souvent sur une ou deux années perdues et un trop grand nombre d'échecs inutiles et improductifs. La réforme apportera-t-elle la solution ? On peut s'interroger sur la disparition du numerus clausus au profit d'un recrutement basé sur les possibilités d'accueil des étudiants... cela va-t-il changer profondément les choses ? Il faut dire que la sélection jusque-là appliquée, en privilégiant les aptitudes aux sciences, a fait se priver d'un gisement important de non-matheux possiblement humanistes, lesquels auraient pu faire d'excellents généralistes à l'écoute de leurs patients. Cela ne signifie pas, bien sûr, que les matheux soient dépourvus d'humanisme ! Mais ceux qui exècrent les chiffres peuvent néanmoins être en mesure de soigner. Des députés, en petit nombre, soulèvent régulièrement la question qui retombe aussitôt, crainte, nous a-t-on dit, de voir le niveau tiré vers le bas ! Et d'ailleurs, qui nous dit que ces étudiants, s'ils venaient d'horizons divers, ou issus d'une sélection plus large en nombre, une fois au bout de leur parcours, choisiraient la voie de la médecine générale en installation libérale ? Là où ils font besoin ; ce qui n'est pas forcément leur souhait ou leur projet... Faudrait-il alors contraindre ? La question est posée avec des mesures envisagées progressivement instaurées telles que le conventionnement sélectif ou le purgatoire en milieu défavorisé... d'aucuns sont même allés jusqu'à proposer que les derniers diplômés, ou ceux repêchés, soient envoyés dans les zones déshéritées rajoutant aux problèmes de la désertification l'hypothèse d'une médecine de deuxième zone ! Un pis-aller ? « Mieux çà que rien » ne diront certains ? Et comment pourrait-on exiger d'un étudiant, s'il n'en éprouve pas l'envie, d'aller s'installer en rase campagne, loin de tout, après 10 ou 11 ans de formation, avec conjoint à la recherche d'un emploi, sans services publics, et des enfants sans écoles à moins de quinze kilomètres ? Et même si ses études ont été prises en charge par l'État. En effet, n'a-t-il pas déjà remboursé sa dette après avoir assumé les soins liés à sa fonction dans les hôpitaux, souvent au-delà des heures réglementaires, et de surcroît mal payé ?

Par ailleurs, les jeunes médecins d'aujourd'hui, élevés au rythme des consoles et joysticks, paraissent globalement plus attirés par les techniques au service de la médecine spécialisée et spectaculaire dans ses prouesses que par les états d'âme de ceux qui se plaignent de symptômes divers et variés ou de ceux qui souffrent d'une pathologie authentique et définie, mais difficilement curable, voire ceux qui se plaignent sans plus de leur mal être et qui ont tout de même besoin d'être entendus et donc écoutés.

De plus en plus aussi de jeunes diplômés s'orientent vers une médecine autre que celle de soins, médecine administrative, salariée, expertise exclusive, expliquant en partie que si en France on ne manque pas de médecins, ils ne sont peut-être pas tous là où ils font besoin.

Si l'exercice de la médecine a gagné en organisation et applications multiples grâce au numérique, elle a sans doute perdu en capacité d'écoute et d'empathie. Pas assez de temps. Une médecine plus technique, plus efficace, certes, mais peut-être moins humaine. Et pourtant il est certain que les algorithmes faciliteront de plus en plus la tâche du médecin et lui permettront, théoriquement, de disposer de plus de temps à consacrer à l'écoute. On pourrait donc s'en réjouir si ce temps gagné n'était à nouveau perdu en contraintes administratives, documents, statistiques, à remplir parfois encore à la main ! Un comble !

La conception de l'exercice de ce métier à part a changé. La génération actuelle ne veut pas tirer un trait sur sa vie personnelle, relationnelle, sociale. Une vocation, un métier, oui ! Un sacerdoce, non ! Surtout si l'on se réfère à la définition : « Fonction qui présente un caractère quasi religieux en raison du dévouement qu'elle exige ». Et peut-on en vouloir à ces jeunes de faire ce choix au temps des 35 heures entre vie personnelle et vie professionnelle. Hélas ! La démographie actuelle ne permet pas d'y souscrire. La demande de soins augmente avec le niveau de vie des citoyens, avec la vie qui s'allonge, — et l'on ne peut que s'en féliciter, alors que l'offre de soins se raréfie, à plus forte raison dans les territoires déshérités qui ne se résument plus désormais à la France profonde, mais concernent aussi les grandes villes et leurs périphéries. On a sûrement eu tort de parler de déserts médicaux... comment peut-on imaginer que ce label attribué à de nombreux territoires aiguise l'envie de les coloniser ? Peut-on qualifier d'attractif un exercice où les praticiens exténués laissent transparaître la lourdeur d'une tâche de plus en plus difficile à assumer ? Et ce n'est plus l'appât du gain qui attire la jeune génération des généralistes, mais plutôt l'envie d'exercer un métier qu'ils ont choisi dans les limites qu'ils se sont fixées dressant ainsi des barrières entre vie professionnelle et vie personnelle ; ce que la génération précédente, dans son ensemble, n'a pas su faire.

Médecin traitant, médecin de famille…

Il y a sans doute un distinguo à faire entre médecin traitant et médecin de famille. Le médecin traitant peut être n'importe quel spécialiste prenant en charge la personne de façon suivie et adaptée dans le temps à la pathologie en cours. Il n'est pas forcément choisi par le patient, mais par les nécessités de son état, les compétences du soignant, sa proximité géographique, l'obligation de la loi d'avoir un médecin traitant pour bénéficier d'un remboursement optimal et éviter, autant que faire se peut, le dangereux nomadisme de certains à la recherche de solutions multiples à leur état ou à leurs éventuelles prédispositions hypochondriaques.

Le généraliste deviendra réellement « médecin de famille » au bout d'un certain temps plus ou moins long en fonction des circonstances, des recommandations de voisinage, des rencontres, des épisodes difficiles ou douloureux, de la réponse à une urgence résolue, de la proximité. Ce noble titre de « médecin de famille », terme non retenu en tant que tel, se gagne et se mérite ; tout comme la confiance... mais les installations se faisant rares, il est de plus en plus fréquent que le choix devienne un choix de raison, ou d'office, avec le seul professionnel disponible offrant idéalement à ses patients, femmes et hommes, jeunes et vieux, de toutes conditions, un certain confort de fonctionnement, secrétariat, accueil, plages de rendez-vous, visites à domicile, permanence de soins. Cependant, la relation singulière dans son entité est plus complexe et plus riche résultant de l'addition du savoir, du savoir-faire et surtout du savoir-être. Autant on peut pardonner le non savoir sur tel ou tel sujet ou les maladresses d'un savoir-faire insuffisant ou hésitant, autant on ne peut tolérer un manque de savoir être en partie inné et en partie acquis auprès de modèles rencontrés çà et là dans son parcours. Et pour le médecin de famille, alors que tout savoir n'est pas possible, il y a nécessité de savoir un peu de tout sur tout et sur des connaissances qui évoluent à un rythme d'enfer. Les soins et leur polyvalence appliqués à des spécialités diverses, le suivi des pathologies, la prévention, l'éducation thérapeutique, la santé publique... tout cela est du domaine du généraliste. Il faut rappeler que le médecin de famille doit être disponible et, en fonction de l'urgence, tour à tour pédiatre, gériatre, cardiologue, pneumologue, etc... à plus forte raison, dès la nuit tombée.

Installation...

On peut se demander aujourd'hui ce qui peut inciter les jeunes à s'installer en médecine générale libérale avec tous les problèmes que cela soulève en matière de gestion d'un cabinet, d'exercice médical, de surbooking annoncé, d'isolement, de compatibilité avec la vie personnelle, familiale, et en particulier la profession du conjoint. A l'installation en solo longtemps préférée ont succédé le groupe médical plus sécurisant, puis, aujourd'hui, des regroupements en Maisons de Santé Pluridisciplinaires, ou en pôles de santé réels ou virtuels, permettant d'offrir à la population une unité de soins avec l'intervention de divers professionnels de santé et de spécialistes en consultations avancées. Les tâches administratives sont ainsi prises en charge soit par un leader coordonnateur, volontaire et courageux, soit par des organismes habilités. Mais il faut reconnaitre que nombre de MSP se sont constitué, surtout, par la réunion sur un site, ou un pôle, de l'existant local et non par la venue d'un sang neuf. Elles devraient néanmoins, dans l'avenir, faciliter remplacements, associations et successions à condition d'effacer, autant que faire se peut, les contraintes superflues ou inutiles liées à l'exercice et le pensum administratif beaucoup trop présent pour le commun des professionnels.

Seule une bonne organisation des locaux et du travail attirera les nouveaux médecins, à moins que l'hôpital ne les accapare à travers une facilitation de l'exercice, des horaires, un salaire fixe et la sécurité de l'emploi. Autre attirance récente aussi vers le salariat de praticiens cliniciens qui tendent ainsi à échapper à la lourdeur de l'exercice purement libéral, ou bien le salariat par des mairies ou des communautés de communes qui offrent un pack alléchant pour s'enorgueillir d'une présence médicale recrutée parfois par le biais de filières discutables. Encore faudrait-il aussi que persistent dans nos cités ou nos villages un certain tissu social et des services publics accessibles. Que faire lorsque l'on connaît des MSP high tech qui recherchent désespérément de nouveaux médecins en leur offrant de véritables ponts d'or sans aucun investissement, si ce n'est moral ? Faudrait-il aussi pouvoir influencer le choix lié à l'héliotropisme qui, pour l'instant, met à l'abri de toute pénurie nos rivages enchanteurs. Et encore ! Parfois, c'est le surplus de travail en période de vacances qui fait fuir les remplaçants devant la charge énorme et ponctuelle des consultations estivales.

L'équilibre entre les deux systèmes public-privé est nécessaire et souhaitable ; un exercice mixte pourrait attirer de plus en plus fréquemment les généralistes, à condition qu'ils soient suffisamment nombreux pour assurer la continuité des soins dans des conditions acceptables pour eux-mêmes et leurs familles.

Le médecin installé pourra aussi diversifier son activité de généraliste en devenant maitre de stage des universités, transmettant ainsi, conformément à ses obligations déontologiques (article 68-1 du CDM), ses savoirs à ceux qui pourraient éventuellement le remplacer, voire s'associer ou lui succéder. Il pourra aussi devenir médecin correspondant SAMU et assurer les urgences vraies sur un secteur déterminé. Mais, le temps de l'intervention, la salle d'attente s'impatientera, se remplira ou se videra selon les informations qui lui seront transmises par le secrétariat.

Si les internes apprécient en général la qualité de l'exercice et la multiplicité des tableaux rencontrés en exercice libéral, ils pointent du doigt les horaires inhumains que s'infligent les médecins pour faire face à cette demande de soins sans cesse croissante, exigeante et parfois discutable. La disponibilité nécessaire à la fonction paraît être un repoussoir.

Le remplacement pose aussi un problème. Faut-il le limiter dans le temps pour inciter le médecin à s'installer ? Mais cela risquerait d'orienter ces médecins vers d'autres horizons ; cela créerait aussi une diminution du pool des remplaçants et donc des difficultés à prétendre à quelques répits dans l'année pour les médecins surchargés et épuisés.

Et ce n'est pas en encourageant la retraite active que l'on va régler le problème d'une façon pérenne. Il s'agit là d'expédients, de rustines successives, permettant juste un illusoire répit par le biais d'un report à trouver des solutions à travers d'éventuelles décisions ultérieures plus radicales.

La relation avec la patientèle a-t-elle changé ?

L'évolution sociétale est perceptible dans la relation médecin-patient.

Il existe encore une certaine considération pour le médecin en général et pour le sien en particulier. Un distinguo aussi entre « le » médecin et « mon » médecin lorsque le patient s'exprime et qui traduit ainsi une certaine satisfaction, mais aussi un sentiment de propriété, de droits pour l'un, de devoirs pour l'autre.

Le médecin de proximité assure dans la société un rôle important et, pour le patient, il est aussi le premier confident, premier relais, celui sur lequel on peut compter. Mais, désormais, pas à n'importe quelle heure, ni pour n'importe quoi. Contrairement aux anciens, les jeunes, dans leur ensemble, ne veulent plus être esclaves de leur métier, de leurs patients, des exigences de la société et des institutions. Ils ont probablement raison.

Le médecin sait qu'il n'est plus celui qui croyait tout savoir. Les patients le croyaient aussi. C'est fini !

Jadis les recherches médicales des patients se résumaient au Larousse renvoyant de mot en mot aux définitions des maux supposés les affliger. C'est dans l'échange verbal que le médecin suspectait le moyen utilisé. Le patient, discret et respectueux, se refusant à mettre en doute la parole de celui qui savait, ne confiait pas spontanément ses hypothèses ou ses conclusions. Les choses ont changé. Si le médecin traitant garde aux yeux de la quasi-totalité de la population une certaine aura, la confiance qui lui est accordée est aujourd'hui souvent conditionnée par les vérifications que le patient va faire sur internet et selon les interprétations qu'il en fera. Mais, grâce à ces sources multiples d'information, finalement un nouveau discours peut s'établir et répondre plus précisément aux règles de la démocratie sanitaire définie dans la loi Kouchner de 2002. Du diagnostic académique de la Faculté à la docte prescription sans explications supposées a priori inaccessibles au patient, l'exercice tient compte aujourd'hui de la nécessaire participation de la personne à sa propre prise en charge, à sa responsabilité, d'ailleurs tout à fait conforme aux obligations déontologiques du praticien en matière d'information et de consentement.

Les progrès de la science sont tels que, parfois, sur de nombreux sujets, le patient en saura plus que le médecin. Ne serait-ce que pour ces maladies orphelines au sujet desquelles ceux qui en sont porteurs ont exploré toutes les sources possibles susceptibles de les éclairer. Il ne doit pas y avoir de difficultés pour le médecin à dire « je ne sais pas, mais je vais me renseigner ... ».

De la rencontre entre le médecin et son patient vont naître de nombreux sentiments susceptibles d'évoluer dans le temps. Le patient est venu pour se confier, il veut être entendu dans ses doléances, il veut que le médecin soit à lui le temps de la consultation. Alors qu'il piaffait d'impatience en salle d'attente, dès lors qu'il est seul en face de son médecin, le temps ne compte plus, le médecin lui appartient ; la parole et les plaintes peuvent même parfois s'exprimer sur un mode logorrhéique. Le patient supporte mal l'intrusion de la secrétaire ou l'insistance de la sonnerie du téléphone qui vient perturber cette relation particulière d'échange et d'écoute. Le médecin aussi...

L'évolution la plus caractéristique est sans doute le temps médical accordé à chaque patient. Il s'est considérablement réduit avec le déséquilibre entre l'offre et la demande et par l'intrusion du temps social et administratif. De plus les patients sont devenus impatients, supportent mal le retard du médecin et n'hésitent même plus à le dire tout haut. Ces situations, que l'on n'aurait su imaginer il y a encore vingt ans, ne sont pas admissibles et altèrent la qualité de la relation médecin-patient. Les exigences de lieux tels que les visites à domicile ont fait place à des exigences de temps : consultations immédiates en dehors d'urgences, heures de rendez-vous hors plages. A la vitesse du sms, une demande de soins comme pour les biens de consommation dans les grandes surfaces, cette tendance se dessine et justifie plus que jamais de faire considérer à nouveau ce métier comme un métier vraiment à part et qui ne peut tout tolérer. L'Art de la médecine, c'est autre chose de plus complexe. Au cours du temps, les malades sont devenus patients, puis usagers de santé, voire, pour certains « abusagers » dans la mesure où d'aucuns estiment que les cotisations leur donnent des droits, que les soins sont gratuits et que les médecins, qui gagnent bien leur vie, sont taillables et corvéables à merci. Pour certains, la médecine est objet de consommation et le médecin distributeur de ce qu'ils veulent, examens complémentaires et arrêts de travail. Savoir dire « non » est tout un art. Parfois des violences physiques ou verbales viennent assombrir ou détruire la relation médecin-patient. Heureusement, pour l'instant, et même si les incivilités augmentent, la retenue est la règle. Et si la confiance est rompue, il faut savoir se séparer.

Dans la maintenance d'une relation équilibrée devront figurer certains principes édictés par le code de déontologie et en particulier la notion de « bonne distance » à toujours respecter. Savoir manifester son empathie, mais sans débordement ou trop grande familiarité.

Quoi qu'il en soit, l'exercice solitaire est devenu multiple. Un médecin ne peut, à lui seul aujourd'hui, prendre en charge un patient présentant une affection chronique ou évolutive. D'où l'intérêt de travailler en bonne entente avec les autres professionnels de proximité, des spécialités diverses, des centres de référence.

Et puis il y a la relation d'argent avec la patientèle. La pseudo gratuité des soins par le biais du tiers payant a fait perdre la notion de coût de l'acte dispensé et des dépenses de soins, pharmacie, laboratoires, transports, hôpital. Néanmoins, après une hésitation de la part des médecins, le système est en marche et accepté progressivement et parallèlement à l'organisation de plus en plus fiable des règlements. Jadis le médecin était honoré par son malade, désormais il est payé par les caisses. Une mesure qui a fait disparaître sans doute la notion de service rendu, mais apporté l'illusion qu'ainsi faisant les soins devenaient gratuits et accessibles à tous.

On pourrait aussi dire un mot sur la fin de vie et sur le rôle du médecin traitant, médecin de famille, qui devra accompagner son patient jusqu'au bout et même au-delà auprès des familles éplorées. Obligation déontologique là aussi. Soulager à tout prix et ne pas provoquer délibérément la mort.

Cet accompagnement prévu dans le code doit être le lien indéfectible dès lors que l'on a passé contrat avec un patient. Contrat moral à distinguer de l'engagement de médecin traitant devant les caisses d'assurance même si les deux sont révocables.

Relation avec les confrères et autres professionnels de santé

L'exercice de la médecine se fait en équipe plus ou moins formalisée avec tous ceux destinés à intervenir auprès du patient. Des protocoles doivent être établis afin de bien délimiter les responsabilités de chacun sous la houlette du médecin traitant qui doit garder le leadership.

Les médecins confient volontiers, plus précocement, et bien plus qu'avant, les pathologies qu'ils rencontrent aussi bien aux infirmières, aux psychologues, aux diététiciennes, aux podologues... pour des actes qui peuvent relever de leurs compétences, qu'aux spécialistes d'organes pour une prise en charge optimale et si possible rapide. La délégation de tâches, terme possiblement mal vécu par les autres professionnels de santé qui estiment à juste titre ne pas être sous la coupe du médecin doit faire place au terme de coopération plus en respect avec l'indépendance des professions. L'arrivée d'infirmiers en pratique avancée peut être une solution pour médecins surchargés de patients chroniques qu'il faut suivre régulièrement. Pour rendre pérenne ce mode de fonctionnement, tout devra se faire dans le respect mutuel des compétences de chacun, mais toujours sous la houlette du médecin traitant.

L'hospitalisation est beaucoup plus facile aujourd'hui, parfois discutable ; mais le médecin n'a plus le temps de passer matin et soir pour voir l'évolution du tableau ou l'efficacité du traitement institué. De plus, le risque médico-légal, tant appréhendé par les jeunes, a pris le pas en toutes circonstances. On voit reprocher au médecin d'avoir hospitalisé un patient décédé à l'arrivée, ou de ne pas l'avoir envoyé à temps et décédé à la maison. L'hospitalisation reste donc le moindre mal dans ces situations qui sont loin d'être exceptionnelles. Ces attitudes portent néanmoins un indiscutable préjudice à l'exercice de la médecine et aux finances du royaume. Il ne faut pas non plus que la crainte démesurée d'éventuelles poursuites pénales, disciplinaires, ou civiles, musèle le médecin, préside à ses décisions et limite ses initiatives.

Les relations avec les hospitaliers sont plus difficiles de nos jours. Ces chefs de service ne paraissent pas assez disponibles au téléphone lorsque le médecin traitant demande des nouvelles d'un patient. Il faut dire aussi qu'entre la surcharge de travail liée à la pénurie de personnel et la place sans cesse envahissante de la réunionite aiguë, ce temps de relation se réduit au point de rompre ce dialogue pourtant essentiel entre le libéral et l'hospitalier.

Néanmoins, le médecin dispose encore d'un réseau personnel ou établi, de coupe-files, susceptibles d'estomper ces difficultés. Mais ces facilités s'estompent. Les spécialistes libéraux, eux aussi, débordés de travail, ne veulent plus être dérangés pendant leurs consultations.

L'évolution récente des textes a donné aux pharmaciens certaines prérogatives dont ils semblent user avec discernement. De tout temps, ils ont été les interlocuteurs de patients à la recherche d'un remède rapide à leurs maux jugeant que l'intervention du médecin serait superflue. Nombreuses thérapeutiques ont ainsi été délivrées « over the counter » pour traiter par du Rufol des brûlures baptisées cystites et des difficultés à déglutir par du Collubleu, passant ainsi, peut-être, à côté d'une mycose voire d'un herpès génital ou d'une angine à streptocoque. Il n'en demeure pas moins que les relations médecins pharmaciens se déroulent dans un climat serein lorsque la communication est possible, facile, rapide, à propos de la délivrance d'une prescription ou d'une précision de posologie, voire de l'indispensable coopération dans la prise en charge des addictions.

Il faut vivre ces nouvelles dispositions comme une coopération plus active au service du patient. Et compte tenu de la démographie médicale et de la raréfaction de l'offre de soins sur le territoire, il n'y a pas lieu de s'en offusquer.

Relations avec les Caisses…

Des différends naissent souvent entre praticiens et service médical des caisses d'assurance maladie. Le respect rigoureux de certains principes pour les deux parties crée les heurts. Pour les uns, la liberté de prescription, pour les autres le respect des textes officiels parfois écrits par des juristes non-médecins ou des conseillers techniques éloignés du terrain. Bref, chacun défend sa position ce qui aboutit à des conflits qu'il convient de limiter et gérer au mieux.

Liberté de prescrire... oui... mais ! Cette liberté est surveillée et encadrée, ne serait-ce que par certains articles du code de la sécurité sociale et du code de déontologie inclus dans le code de la santé publique sur le nécessaire respect, à effet identique, du moindre coût. Tout comme le respect de l'AMM, des recommandations, de la prescription des génériques, des posologies, des durées de traitement et de renouvellement... Le médecin prescrit, les caisses payent. La tâche est donc difficile.

Relations avec les pouvoirs publics…

Elles sont assez compliquées et l'interface syndicale active mais souvent entendue insuffisamment. Les institutions paraissent trop souvent éloignées des préoccupations du quotidien des médecins. La médecine comptable et administrée ne convient pas à la profession qui souhaiterait passer son temps à soigner et à gagner honnêtement sa vie au lieu de remplir paperasse et formulaire de plus en plus présents, rallongeant le temps de travail et amputant le temps médical.

Quant à l'Ordre des médecins ... au service des médecins dans l'intérêt des patients, il reste le dernier rempart contre un exercice qui ne serait pas conforme aux textes et aux principes qu'il défend avec opiniâtreté. Il en est ainsi du secret médical si souvent assiégé par de multiples demandes de nouvelles dérogations de circonstances mettant en péril l'indispensable relation de confiance qui doit rester intacte dans le colloque singulier et l'ambiance discrète et intime d'un cabinet. Ces éléments sont maintes fois rappelés en précisant toujours que l'Ordre défend la médecine, son esprit et ses principes en laissant aux syndicats la défense des intérêts matériels de la corporation.

La difficulté majeure qui persistera est celle du coût de la santé, même si celle-ci n'a pas de prix. Les gestionnaires surveillent les chiffres et statistiques, les médecins leurs patients. Et quoi que l'on fasse les dépenses iront crescendo parce que le progrès est là, que de nouveaux traitements apparaissent et coûtent de plus en plus cher, parce que la population vieillit de plus en plus et qu'avec elle s'étendent la dépendance et le handicap à la charge de la société et des familles.

L'informatisation…

Si les médecins ont traîné les pieds pour s'informatiser, cette période est révolue. La télémédecine est en marche. Elle ne saura se suffire à elle-même, mais pourra devenir un outil incontournable pour le patient isolé et le médecin à la recherche d'informations ou d'avis. Elle ne remplace pas ; elle contribue à la prise en charge des patients ; le médecin gardera encore longtemps sa place au plus intime de l'échange entre celui qui souffrira toujours et celui qui soignera encore.

Et personne aujourd'hui n'oserait critiquer ou rejeter l'utilisation du numérique au risque d'une part de se voir rapidement dépassé et déconnecté, d'autre part, parce qu'incontestablement le numérique a transformé l'exercice au quotidien. Du moins quand cela fonctionne... ce qui n'est pas toujours le cas sur l'ensemble du territoire où la fracture numérique devient parfois un peu trop visible. Mais cette informatisation peut faire peur du fait des risques réels ou supposés d'évasion de données malgré les sécurités qui doivent présider à tout recueil d'informations sensibles concernant la santé et leur caractère intime. Le médecin en est responsable, du moins en ce qui concerne l'obligation de protéger ses données.

Encore faut-il aussi en pratique quotidienne que le fameux dossier médical personnel devenu partagé soit ouvert et alimenté au fil de l'eau par ceux habilités à le renseigner en y inscrivant tous les éléments susceptibles d'être utiles au patient et à ceux qui le prennent en charge. Ce qui n'est pas encore le cas, non pas faute de volonté, mais plutôt faute de temps pour le renseigner opportunément en donnant aux patients les nécessaires informations au sujet de son utilisation et des droits qui sont les leurs.

Pour le patient l'assurance d'un dossier colligé et à jour susceptible en quelque endroit du territoire (ou presque...) de pouvoir y donner accès, de bénéficier d'un suivi efficace, d'éviter redondances et risques iatrogènes. Ce dossier consacre l'incontournable et nécessaire prise en charge du patient par une équipe pluridisciplinaire à condition que le patient ne s'y oppose pas.

Pour le médecin, le DMP permet un regard rapide sur l'état de santé de son patient, sur ses risques, sur les modifications de son traitement, sur la contribution des autres professionnels de santé habilités à y entrer, sur les alertes.

Il faudra aussi compter sur l'apport des dispositifs médicaux et applications diverses à condition que ces moyens bénéficient d'un label de fiabilité agréé par des organismes compétents, qu'ils apportent au patient une facilitation de son suivi, qu'ils puissent être utilisés par le médecin traitant sans pour autant le faire crouler sous l'abondance de données et des risques véhiculés par leur stockage. Il ne faut pas que ces moyens encombrent l'espace d'échange, verbal, sms, mail... entre le médecin et son patient au point de devenir ingérable. Les limites doivent être fixées.

Mais que les patients et les médecins se rassurent. Le numérique ne les privera pas de leur médecin et de son empathie. Aux algorithmes de l'intelligence artificielle on pourra toujours opposer l'intelligence affective et émotionnelle dont seul l'Homme peut se prévaloir. Le robot ne pourra jamais que fabriquer des larmes qui ne seront qu'artificielles ; elles ne seront en aucun cas celles du cœur ou de la compassion. Rien ne remplacera le médecin qui écoute et entend son malade, qui le regarde et ressent ses émotions, qui voit dans ses gestes et attitudes tout ce que l'expression verbale ne lui dit pas.

En conclusion ...

De ce regard rapide promené sur quelques aspects de l'exercice du médecin généraliste, traitant, de famille, on retiendra que le problème crucial est bien aujourd'hui celui de la démographie médicale et de la répartition des médecins sur le territoire. Aucune solution efficace ne semble se dessiner malgré les propositions diverses et variées y compris pécuniaires.

Face aux formidables progrès des sciences, des techniques, du numérique, face au bouleversement de la société, le médecin voit son métier évoluer. S'il ne s'agit pas d'une révolution, c'est parce que le médecin de famille restera, malgré sa disponibilité désormais relative, le premier maillon de la chaîne de soins. Par sa proximité, par la connaissance de l'environnement social, familial, professionnel, géographique, par la compréhension de l'Autre, par son empathie et sa capacité d'écoute à tout entendre dans le secret de son cabinet ou au chevet de son patient, le médecin de famille restera l'un des piliers de la médecine, le chef d'orchestre au milieu du nécessaire concert médical de tous les autres intervenants dont il ne saurait se passer.

Rassurons-nous, le médecin de famille n'est pas mort ; même s'il souffre aujourd'hui, même si les difficultés sont réelles. Apportons-lui juste ce qu'il demande... le temps de soigner conformément aux règles qui font de ce métier, et depuis toujours, un métier à part. Un superbe métier choisi au service de l'Autre.

Trouvons les moyens de procurer aux jeunes qui s'engagent passionnément dans cette voie une vie équilibrée pour qu'ils puissent offrir à leurs patients l'indispensable rencontre de la confiance, de la science et de la conscience.

« La médecine de demain sera une médecine d'écoute, ou ne sera plus ».

Gian Domenico Borasi

ABREVIATIONS UTILISEES

ALD Affection de longue durée
AMM Autorisation de mise sur le marché
Anemf Association des étudiants en médecine de France
AP — HP Assistance publique-hôpitaux de Paris
APL Aide personnelle au logement
ASIP Agence de santé numérique
CCAM Classification commune des actes médicaux
CD Code de déontologie
CESP Contrat d'engagement en service public
CHU Centre hospitalier universitaire
CNAM Caisse nationale d'assurance maladie
CNIL Commission de l'informatique et des libertés
CNOM Conseil national de l'ordre des médecins
CRPA Code des relations entre Public et Administration
CSMF Confédération des syndicats médicaux français
CSP Code de santé publique
DEPP Direction d'évaluation de prospection et de performance
DES Diplôme d'études spécialisées
DFASM Diplôme de formation approfondie en sciences médicales
DMP Dossier médical partagé ex-dossier médical personnel
DREES Direction recherches, études, évaluations et statistiques
ECN Examen classant national
EHPAD Etablissement hospitalier pour personne dépendante
ÉTAPES Etablissement public éducatif et social pour personnes handicapées
IA Intelligence artificielle
INDS Institut National des Données de Santé
INS Identifiant national santé
IPA Infirmière en pratique avancée.
MAC Médecine alternative complémentaire
MICA Mécanisme d'incitation à la cessation d'activité
Miviludes Mission interministérielle de vigilance et de lutte contre les dérives sectaires
NIA Numéro identifiant d'attente
NIR Numéro d'inscription au répertoire national d'identification des personnes physiques
OCDE Organisation de coopération et développement économique
OMS Organisation mondiale de la santé
OTC Over the counter
PACES première année premier cycle des études en santé
PAPS Portail d'accompagnement des professions de santé

PCB	Certificat d'études en physique chimie et biologie.
PMF	Prescription médicale facultative
SNDS	Système national des données de santé
SNPI	Syndicat national des professionnels infirmiers
TP	Temps plein
UE	Union européenne
WIKI	site web modifiable par plusieurs personnes le visitant

BIBLIOGRAPHIE

AMELI.fr Pour de très nombreuses citations.

Atlas démographiques. Ordre national des médecins. Années 2012, 2014, 2017, 2019

BERLAND (Y), *Le transfert de tâches et de compétences.* La documentation française. oct. 2003

BERTEREAU Virginie *la PACES.* Dans « L'étudiant » .3/12/2015

CARRE P. (2004). *Les conflits d'intérêt* — Revue Maladies Respiratoires.1073-1074

FAROUDJA (Jean-Marie). *Le savoir-être.* Assises de l'Ordre des médecins. Juin 2007.

LUIGI (R.), *Médecines alternatives et complémentaires.* Rapport de session avril 2013

MORNAT (j.) *Argent et médecine*, L'Harmattan. Mai 2019

MORNAT (J.), *Mémento d'exercice médical*, Bordeaux LEH édition 2017.

MORNAT (J.) *Ostéopathes et ostéopathies. Ambigüités juridiques et scientifiques et difficultés organisationnelles,* Médecine et Droit, novembre-décembre 2008, p : 184-189

POLTON(D), *Quel système de santé à l'horizon 2020 ; rapport préparatoire au schéma de services collectifs sanitaires.2002*

POUILLARD (J.) *L'automédication,* Rapport de session février 2001

REVAH-LEVY (A.), VERNEUIL (L.), *Docteur écoutez*, Albin Michel, 2016.

RHODWIN (M. A.), *Medicine, money and morals: Physician, conflicts of interest*, Oxford University-Press. 1993.

SOUBIE (R.), dirige un groupe d'experts, *Santé 2010,* La documentation française. *1993.*

NOTES et CITATIONS

1 Préambule à la constitution de l'OMS en 1946
2 Jean Pouillard. L*'automédication.* Rapport. Session du CNOM février 2001.
3 Jean Pouillard. L'automédication. Rapport. Session du CNOM Février 2001
4 Selon *pharmashopi.com*
5 Selon *60 millions de consommateurs*
6 UFC Que choisir Mars 2012
7 Tableau repris de UFC Que choisir. Données irdes, afipas.
8 Association française de l'Industrie pharmaceutique pour une automédication responsable.
9 Conseil d'État 38-7595 — La *pratique de l'ostéopathie ne constitue pas au sens du code de la santé publique l'exercice d'une profession paramédicale.*
10 Académie de médecine. 3 novembre 2017.
11 Bernard HOERNI, 113 réflexions sur la médecine. Pouvoirs en médecine, édition privée 1999
12 Luigi René. Médecines alternatives et complémentaires. Session du CNOM. Avril 2013
13 Luigi René bis
14 Mission interministérielle de vigilance et de lutte contre les dérives sectaires. Rapport 2016.
15 Code de déontologie des ostéopathes. Préambule. Ils s'intitulent praticiens en médecine ostéopathique ; à l'article 4 ils se disent au service de l'individu et de la santé publique ; à l'article 14, qu'il s'agit d'une pratique de soin et non à visée commerciale.
16 CA Bordeaux arrêt du 24 mars 201630
17 Selon UNASA-ADELI en 2016 plus de 28 000 ostéopathes. Accroissement de + 700 % depuis 2002.
18 Grandeurs et tentations de la médecine, Buchet-Chastel 1973.
19 Jean Marie Faroudja. Le[1] savoir-être. Assises de l'Ordre des médecins, Juin 2007.
20 Qualité et compétence en médecine, Colloque 22-23 juin 2000 CNOM.
21 Docteur écoutez, Albin Michel, 2016, Page 6.
22. Thèse 10/06/2014. Paris Descartes. La représentation de l'empathie pour les internes en médecine générale.

23 Thèse 2018. Poitiers. Revue systématique de la littérature de l'empathie en médecine générale.
24 Nouveau code pénal depuis le 1/03/1994.
25 Mémento d'exercice médical. LEH ; J. Mornat. 2017.
26 Atlas démographique du CNOM 2017.
27 Rapport sur la démographie médicale. Juin 2001.
28 Version abrogées le 22/06/2000. Par ordonnance 2000-549 du 15/06/2000. Art 7.
29 Assises du CNOM. Juin 2004. L'exercice à l'horizon 2020. Rapport J. Mornat.
30 Atlas démographique 2017 du CNOM.
31 Arrêté du 17 juin 2013.
32 Selon l'Anemf du 30 août 2017.
33 Le chapitre PACES ici rapporté est celui de Virginie Bertereau dans l'étudiant le 3/12/2015.
34 Bernard Hoerni. Comité de lecture du 26 avril 1997 de la société française d'histoire de la médecine. Histoire des sciences médicales — tome XXXII – no.1 — 1998.
35 Rapport d'étape au ministre de la santé. Octobre 2003. Coopération des professions de santé : le transfert de tâches et de compétences.
36 Les maladies chroniques. *20 millions de Français concernés*. Pr. Grimaldi et Coll. Mars 2017. Odile Jacob
37 Les professions d'auxiliaires médicaux regroupent : les infirmiers, les masseurs — kinésithérapeutes, les pédicures-podologues, les ergothérapeutes, les psychomotriciens, les orthophonistes, les orthoptistes, les manipulateurs en radiologie, les techniciens de laboratoire, les audioprothésistes, les opticiens lunetiers, les prothésistes, les orthésistes et les diététiciens.
38 Il en est de même pour les autres professionnels de santé.
39 C'est à Marc A. Rhodwin que revient le mérite en 1989 de réactiver le conflit d'intérêt du médecin aux Etats Unis où la médecine est surtout privée et très coûteuse et où les lobbies pharmaceutiques sont très puissants.
40 *Les conflits d'intérêts*. Revue des maladies respiratoires. 2004. Vol 21, no.6.
41 CNIL. 11 juin 2009
42 Piloté par Jean — Marc Aubert. Directeur de la recherche, des études, de l'évaluation et des statistiques (DREES).
43 LEEM. Données de santé.26/04/2019 avec l'appui de Alain Livartowski oncologue à l'institut Curie.
44 CNIL 17 octobre 2019.
45 Wikipedia.

46 Le G 29 : L'article 29 de la directive du 24 octobre 1995 sur la protection des données et la libre circulation de celles-ci a institué un groupe de travail rassemblant les représentants de chaque autorité indépendante de protection des données nationales. (pour la France, la CNIL).
47 Selon les données d'Unasa rapportées par le Quotidien du Médecin.
48 Estimation de la plaquette Convention 2016-2021. *Document médecin traitant*
49 Ameli. Bilan de la rémunération sur objectifs de santé publique 2015. *Dossier de presse.*

ANNEXES

ANNEXE I. Les choix de spécialités des internes.

Discipline	Postes pourvus	Rang min	Rang max	Rang médian	Attractivité
1-Ophtalmologie	129	3	2134	591	0,086
2-Chirurgie plastique, reconstructrice et esthétique	27	28	1533	665	0,088
3-Maladies infectieuses et tropicales	49	1	3654	394	0,109
4-Médecine cardiovasculaire	170	4	2851	782	0,112
5-Dermatologie	90	32	2223	1072	0,132
6-Néphrologie	76	14	4292	736	0,133
7-Radiologie et imagerie médicale	245	8	2508	1174	0,146
8-ORL	76	169	3108	1318	0,187
9-Neurologie	121	15	3588	1352	0,188
10-Neurochirurgie	21	185	3910	1186	0,200
11-Oncologie	117	38	4058	1458	0,206
12-Médecine intensive-réanimation	64	105	4173	1345	0,215
13-Chirurgie maxillo-faciale	24	136	2834	1982	0,218
14-Hépato-gastro-entérologie	122	70	3898	1703	0,222
15-Chirurgie orthopédique	116	166	3419	1958	0,246
16-Anesthésie-réanimation	445	23	3997	2141	0,251
17-Rhumatologie	83	62	4190	1896	0,252
18-Urologie	61	218	3822	2053	0,266
19-Médecine nucléaire	31	306	3083	2058	0,271
20-Médecine interne	113	2	5453	1812	0,290
21-Hématologie	44	21	5394	1441	0,295
22-Anatomie et cytologie pathologiques	56	30	4109	2580	0,297
23-Pneumologie	116	126	4495	2322	0,306
24-Chirurgie orale	12	1499	3152	2582	0,312
25-Gynécologie obstétrique	197	198	4422	2582	0,331
26-Pédiatrie	316	82	4949	2923	0,352
27-Gynécologie médicale	64	557	4475	2949	0,366
28-Chirurgie viscérale	77	119	4394	3223	0,373
29-Chirurgie pédiatrique	24	690	4017	3118	0,378
30-Chirurgie vasculaire	29	630	4332	3561	0,400
31-Chirurgie thoracique et cardiovasculaire	25	792	4395	3746	0,418
32-Génétique médicale	20	576	5543	3653	0,432
33-Endocrinologie	80	162	5499	3978	0,437
34-Médecine vasculaire	44	723	4506	3603	0,443
35-Medecine physique et de réadaptation	94	563	5653	4042	0,482
36-Allergologie	27	2033	6080	4367	0,554
37-Médecine légale	26	1169	7007	5514	0,671
38-Médecine d'urgence	460	323	7704	5241	0,674
39-Psychiatrie	486	83	7748	5517	0,686
40-Santé publique	79	382	7645	5950	0,703
41-Gériatrie	171	268	7769	5907	0,730
42-Biologie médicale	110	237	7764	5910	0,750
43-Médecine générale	2945	49	7771	5565	0,790
44-Médecine du travail	89	994	7768	7125	0,832
Total*	7771				

** Ce classement est établi en fonction du choix des étudiants lors de la procédure ouverte du 29 août au 19 septembre 2017 (hors postes choisis par les CESP et les étudiants de l'école de santé des armées).*
—— L'indicateur d'attractivité de chaque spécialité est défini en tenant compte du classement des étudiants et du nombre de postes ouverts, selon les critères de la DREES. Plus l'indicateur est faible, plus la spécialité est considérée comme attractive.
– Les nouvelles spécialités sont notées en caractères gras.

ANNEXE II.

Note de la HAS concernant le *guide sur le bon usage et la qualité des pratiques de téléconsultation et de téléexpertise incluant des travaux spécifiques sur le bon usage des examens d'imagerie médicale.*

La téléconsultation

(TLC) a pour objet de permettre à un professionnel médical de donner une consultation à distance à un patient.

Un professionnel de santé peut être présent auprès du patient et, le cas échéant, assister le professionnel médical au cours de la téléconsultation

Le recours à la TLC relève d'une décision partagée du patient et du professionnel médical qui va réaliser la TLC. Ce dernier doit juger de la pertinence d'une prise en charge médicale à distance plutôt qu'en présentiel (cf. critères d'éligibilité définis ci-dessous).

La TLC est d'autant plus pertinente que la relation patient-professionnel médical est bien établie ; néanmoins, la primo-consultation ne constitue pas un motif d'exclusion a priori.

Éligibilité du patient

–État clinique et objectifs cliniques : la TLC n'est pas adaptée aux situations exigeant un examen physique direct par le professionnel médical consulté pour téléconsultation. Toutefois, il n'est pas toujours possible d'identifier ces situations a priori ; elles peuvent se révéler au décours de la TLC et nécessitent alors la mise en place d'une organisation adaptée (voir le chapitre "Organisation adaptée") ;

–Capacités du patient à bénéficier d'une TLC : état cognitif, état psychique, état physique : vue, audition, barrières liées à la langue, barrières liées à l'utilisation des technologies

–en cas de besoin, présence d'une personne de l'entourage du patient (selon les capacités du patient) ou d'un interprète (pour assister le patient selon ses capacités)

–En cas de besoin, présence d'un professionnel de santé accompagnant : le professionnel de santé accompagnant pourra, s'il est présent pendant la TLC (ce qui ne constitue pas une obligation), assister le médecin dans la réalisation de certains éléments de l'examen clinique et/ou du geste technique dans la limite de ses compétences

;–Disponibilité des données médicales du patient nécessaires à la réalisation de l'acte (article R.6316-3 CSP).

Dans le cas où le patient est éligible, comme dans la pratique médicale en présentiel :

–La TLC s'exerce dans le respect des lois et règlements applicables aux conditions d'exercice (article R.6316-7CSP), des règles de déontologie et des standards de pratique clinique (recommandations, etc.) ;

–La TLC doit s'inscrire dans le parcours de soins du patient ou dans la filière de soins coordonnée par le médecin traitant

–Il convient d'adapter la durée de la TLC afin d'établir la relation patient-professionnel médical (interrogatoire du patient détaillé : historique, antécédents, traitement en cours...).

Dans le cas où le patient n'est pas éligible, le professionnel médical oriente le patient vers une prise en charge adaptée

ANNEXE III. Le forfait d'équipement pour vidéo transmission

Une aide à l'équipement des médecins libéraux est instaurée par le biais de 2 nouveaux indicateurs inscrits dans le volet 2 du forfait structure, effective à compter de 2019 (paiement en 2020) :

- Un indicateur de 50 points (soit **350 €**) permettant de s'équiper en vidéotransmission, de mettre à jour les équipements informatiques et de s'abonner à des plateformes de télémédecine pour assurer des actes de téléconsultation dans des conditions sécurisées ;
- Un indicateur de 25 points (soit **175 €**) permettant de s'équiper en appareils médicaux connectés. Pour 2019, la liste des équipements retenue est la suivante :
    - Oxymètre connecté,
    - Stéthoscope connecté,
    - Dermato scope connecté,
    - Otoscope connecté,
    - Glucomètre connecté,
    - ECG connecté,
    - Sonde doppler connectée,
    - Échographe connecté,
    - Mesure pression artérielle connectée,
    - Caméra (utile pour regarder l'état de la peau par exemple) connectée,
    - Outils de tests visuels, audiogrammes connectés,
    - Matériel d'exploration fonctionnelle respiratoire dont le spiromètre et le tympanomètre connectés.

ANNEXE IV. À propos du certificat de décès

La loi de santé 2019 a voulu ajouter un chapitre au lancinant problème des certificats de décès.

L'article 2223-42 du code des collectivités territoriales stipule ; *l'autorisation de fermeture d'un cercueil ne peut être délivrée qu'au vu d'un certificat établi par un médecin attestant le décès.*

L'article 76 du CDD énonce *: l'exercice de la médecine comporte normalement l'établissement par le médecin conformément aux constatations médicales qu'il est en mesure de faire, des certificats, attestations et documents dont la production est prescrite par les textes législatifs et réglementaires...*

En une génération le certificat médical de décès qui ne posait jadis aucun problème est devenu un souci que la santé publique a du mal à résoudre dans nombre de circonstances. Ce certificat aujourd'hui se présente en deux zones l'une à destination de l'état civil et donc à communiquer à qui de droit et l'autre, protégée par le secret professionnel, anonyme à seule destination de recherche médicale.

- 1 – Le certificat médical de décès est une pièce ayant une valeur légale indubitable en ce qui concerne le volet nominatif du certificat réglementaire : C'est lui qui va décider qu'aussitôt après examen une personne devient une dépouille et perd tous les droits attachés à la personne. Il va attester que la mort est *réelle et constante.* Il va enfin avoir à se prononcer sur le caractère naturel du décès ce qui va permettre l'organisation des funérailles ou sinon considérer qu'il y a un obstacle médico-légal ce qui induit une enquête judiciaire.

2— C'est aussi une pièce importante du point de vue santé publique pour ce qui concerne le volet anonymisé qui sera transmis à l'INSERM.

3— Il constitue donc un acte médical très important qui nécessite un examen clinique soigneux du corps, un interrogatoire de l'entourage et une inspection de l'environnement. Permettant de répondre à la triple interrogation à savoir : qui est-ce ? Est-il mort ? Est-ce un décès naturel ? Le médecin doit répondre à ces questions aussi complètement qu'il lui sera possible.

Obtenir le certificat médical est plus ou moins aisé selon le lieu du décès : 58 % ont lieu à l'hôpital ou en clinique, 27 % à domicile, 11 % en maison de retraite, viennent ensuite les décès sur la voie publique ou au travail.

Désormais pour les décès survenus **à l'hôpital, dans les EHPADs ou les maisons de retraite** le certificat de décès est adressé dans les 24 heures à la mairie de résidence du décédé, un médecin étant soit sur place soit en vigilance proche de l'établissement pour constater le décès qui le plus souvent était attendu.

Il n'y a pas de difficulté non plus pour **les blessés de la voie publique ou sur les lieux du travail,** décédant entre les mains des urgentistes que ce soit sur les lieux de l'accident ou au cours du transport ou aux urgences. Le médecin présent sur les lieux constatant le décès fera le nécessaire.

Ne reste que deux situations qui concernent les médecins libéraux, d'une part les personnes découvertes mortes où que ce soit et celles décédées au domicile.

Le décès au domicile ne pose pas de difficulté lorsqu'il s'agit d'un(e) malade connu(e) ou suivi(e) par son médecin traitant et dont le décès n'est que l'aboutissement logique d'un processus attendu. Le certificat médical ne posera en règle pas de problème. Par contre lorsqu'il faut faire constater un décès par un médecin qui ne connaissait pas le décédé des difficultés peuvent survenir. La visite médicale n'est pas une urgence, mais on ne peut pas pour autant laisser une famille dans une attente de longue durée. Le décédé découvert mort où que ce soit, suite à violence, par les forces de police ou de gendarmerie est aussi un souci pour trouver un médecin susceptible de le constater.

L'Art. L. 162-5-14-2 du code de la sécurité sociale devait résoudre les difficultés concernant les honoraires puisque cet acte n'était pas jusque là pris en charge : *Les frais relatifs à l'examen nécessaire à l'établissement du certificat de décès mentionné au premier alinéa de l'article L. 2223-42 du code* *général des collectivités territoriales, réalisé au domicile du patient aux horaires et dans les conditions fixés par décret, sont pris en charge par l'assurance maladie sur la base d'un forfait fixé par arrêté des ministres chargés de la santé et de la sécurité sociale. Les médecins sont tenus de respecter ces tarifs.*

L'arrêté du 10 mai 2017 No. 136 *a fixé à* ***100 euros*** *l'indemnité forfaitaire attribuée à l'établissement du certificat médical réalisé au domicile du patient décédé.*

La loi du 24 juillet 2019 modifie le premier alinéa de l'article L 2222-1 élargissant l'assiette des personnes autorisées à remplir et signer ce document : *L'autorisation de fermeture du cercueil ne peut être délivrée qu'au vu d'un certificat attestant le décès, établi par un médecin,* ***en activité ou retraité, par un étudiant en cours de troisième cycle des études de médecine en France ou un praticien à diplôme étranger hors Union européenne autorisé à poursuivre un parcours de consolidation des compétences en médecine,*** *dans des conditions fixées par décret pris après avis du Conseil national de l'ordre des médecins*

On peut espérer que les problèmes seront en grande partie résolus.

ANNEXE V Les textes d'application de la pratique avancée

Décret n° 2018-629 du 18 juillet 2018
Relatif à l'exercice infirmier en pratique avancée. Entrée en vigueur : le texte entre en vigueur le lendemain de sa publication.
Notice : le décret définit les domaines d'intervention et les activités de l'infirmier exerçant en pratique avancée. Il précise les conditions de prise en charge et d'information du patient, ainsi que les modalités de coopération entre l'infirmier exerçant en pratique avancée et le médecin. Il précise également la contribution de l'infirmier exerçant en pratique avancée au sein de l'équipe.

Décret n° 2018-633 du 18 juillet 2018 relatif au diplôme d'État d'infirmier en pratique avancé

Entrée en vigueur :

le texte entre en vigueur le lendemain de sa publication.
Notice : le décret est pris en application de la loi n° 2016-41 du 26 janvier 2016 de modernisation de notre système de santé qui a introduit l'exercice en pratique avancée des auxiliaires médicaux. Le décret instaure un diplôme d'infirmier en pratique avancée qui est un diplôme d'État délivré par l'université et reconnu au grade master. Ce diplôme permettra à son titulaire l'exercice infirmier en pratique avancée tel que défini par les articles R. 4301-1 à D. 4301-8 du code de la santé publique.

Arrêté du 18 juillet 2018 fixant la liste des pathologies chroniques stabilisées prévue à l'article R. 4301-2 du code de santé publique. Les pathologies chroniques stabilisées mentionnées au deuxième alinéa de l'article R. 4301-2 sont :

- accident vasculaire cérébral ;
- artériopathies chroniques ;
- cardiopathie, maladie coronaire ;
- diabète de type 1 et diabète de type 2 ;
- insuffisance respiratoire chronique ;
- maladie d'Alzheimer et autres démences ;

– maladie de Parkinson ;
– épilepsie.

Arrêté du 18 juillet 2018 fixant les listes permettant l'exercice infirmier en pratique avancée en application de l'article R. 4301-3 du code de santé publique. Les listes des actes techniques que l'infirmier exerçant en pratique avancée peut effectuer, des actes de suivi et de prévention qu'il est autorisé à demander, des dispositifs médicaux non soumis à prescription médicale obligatoire et des examens de biologie médicale qu'il est autorisé à prescrire et des prescriptions médicales qu'il est autorisé à renouveler ou à adapter, sont fixées en annexes I à V du présent arrêté.

Arrêté du 18 juillet 2018 relatif au régime des études en vue du diplôme d'État d'infirmier en pratique avancée 2 ans une soutenance

Décret n° 2019-835 du 12 août 2019 relatif à l'exercice infirmier en pratique avancée et à sa prise en charge par l'assurance maladie entrée en vigueur : le texte entre en vigueur le lendemain de sa publication.
Notice : ce décret étend le champ d'exercice de l'infirmier exerçant en pratique avancée dans le domaine d'intervention « psychiatrie et santé mentale ».
Il vise également à encadrer l'exercice des étudiants en formation au diplôme d'État d'infirmier en pratique avancée lors de leurs stages.
Par ailleurs, le décret modifie les codes de la santé publique, de la sécurité sociale et de l'action sociale et des familles afin de permettre l'exécution des prescriptions émanant d'un infirmier exerçant en pratique avancée par une infirmière, un technicien de laboratoire d'analyses médicales, une pharmacie d'officine ou un service de soins infirmiers à domicile.
Il permet également la prise en charge par l'assurance maladie d'une prescription de produit de santé émanant d'un infirmier exerçant en pratique avancée.
Enfin, lorsque l'infirmier exerçant en pratique avancée est amené à demander une consultation d'un médecin spécialiste

correspondant dans le cadre du parcours de soins coordonné par le médecin traitant, ce décret permet de ne pas majorer la participation de l'assuré.
A titre accessoire, ce décret modifie le code de la sécurité sociale pour permettre que soit assortie d'une prise en charge par l'assurance maladie obligatoire au bénéfice des patients, l'adaptation par un pédicure-podologue d'une prescription médicale initiale d'orthèses plantaires.

Décret n° 2019-836 du 12 août 2019 relatif au diplôme d'État d'infirmier en pratique avancée mention psychiatrie et santé mentale.

Arrêté du 12 août 2019 modifiant les annexes de l'arrêté du 18 juillet 2018 fixant les listes permettant l'exercice infirmier en pratique avancée en application de l'article R. 4301-3 du code de la santé publique : liste des actes techniques, des examens de biologie médicale, des produits de santé et des actes infirmiers.

Arrêté du 12 août 2019 modifiant l'arrêté du 18 juillet 2018 relatif au régime des études en vue du diplôme d'État d'infirmier en pratique avancée

TABLE DES MATIÈRES

Structures éditoriales du groupe L'Harmattan

L'Harmattan Italie
Via degli Artisti, 15
10124 Torino
harmattan.italia@gmail.com

L'Harmattan Hongrie
Kossuth l. u. 14-16.
1053 Budapest
harmattan@harmattan.hu

L'Harmattan Sénégal
10 VDN en face Mermoz
BP 45034 Dakar-Fann
senharmattan@gmail.com

L'Harmattan Cameroun
TSINGA/FECAFOOT
BP 11486 Yaoundé
inkoukam@gmail.com

L'Harmattan Burkina Faso
Achille Somé – tengnule@hotmail.fr

L'Harmattan Guinée
Almamya, rue KA 028 OKB Agency
BP 3470 Conakry
harmattanguinee@yahoo.fr

L'Harmattan RDC
185, avenue Nyangwe
Commune de Lingwala – Kinshasa
matangilamusadila@yahoo.fr

L'Harmattan Congo
67, boulevard Denis-Sassou-N'Guesso
BP 2874 Brazzaville
harmattan.congo@yahoo.fr

L'Harmattan Mali
ACI 2000 - Immeuble Mgr Jean Marie Cisse
Bureau 10
BP 145 Bamako-Mali
mali@harmattan.fr

L'Harmattan Togo
Djidjole – Lomé
Maison Amela
face EPP BATOME
ddamela@aol.com

L'Harmattan Côte d'Ivoire
Résidence Karl – Cité des Arts
Abidjan-Cocody
03 BP 1588 Abidjan
espace_harmattan.ci@hotmail.fr

Nos librairies en France

Librairie internationale
16, rue des Écoles
75005 Paris
librairie.internationale@harmattan.fr
01 40 46 79 11
www.librairieharmattan.com

Librairie des savoirs
21, rue des Écoles
75005 Paris
librairie.sh@harmattan.fr
01 46 34 13 71
www.librairieharmattansh.com

Librairie Le Lucernaire
53, rue Notre-Dame-des-Champs
75006 Paris
librairie@lucernaire.fr
01 42 22 67 13

www.ingramcontent.com/pod-product-compliance
Lightning Source LLC
LaVergne TN
LVHW010941051026
849532LV00003B/1075
9782343211336